CÓMO
ENTENDER LAS ENFERMEDADES

Por Elizabeth Fernández

Fernández, Elizabeth
    Cómo entender las enfermedades . - 1a ed. - Buenos Aires
: Dos Tintas , 2010.

    1. Autoayuda. I. Título
    CDD 158.1

La información contenida en esta obra está destinada a completar y no
a reemplazar el tratamiento médico. Ante cualquier problema de salud
(físico o psíquico), o antes de cambiar la alimentación, la medicación o
la rutina de ejercicios, se debe consultar al doctor de confianza.

AGRADECIMIENTOS

Agradezco a mis hijos por el aguante. Y a mi amigas, Eugenia y Alejandra; a mis hermanos, Ricardo y Ana, a los que aturdo con mis ideas.

Al padre de mi hija, que con su racionalidad cada vez que hablamos de una idea me lleva a buscar las formas de expresarme de una manera clara y sencilla.

A Javier y Gabriel, de *Dos Editores*, porque confían en mí. A mis sobrinos, porque nunca fallan y están ahí. Y a todos mis maestros que me dieron las herramientas para poder construir este libro.

A todos ellos, muchas, muchísimas gracias.

ÍNDICE

· Introducción 7

· El zodíaco y el hombre 9

· Yo, un aprendiz "Bach" 25

· Los mayas, una herencia 73

LA VIDA NO ES MÁS QUE UN DÍA DE ESCUELA

El hombre, para Bach, encarna para obtener conocimiento y experiencia y de este modo corregir los defectos, errores o faltas que lo hacen imperfecto.

Vivir es entonces una oportunidad de continuar avanzando.

Según la Astrología, los seres nacemos tantas veces como nuestra alma necesita para conectarse con su verdadera esencia; lo que hacemos es vivir los efectos de causas generadas a lo largo de su existencia. Una de las posibilidades que tenemos los hombres es la de comprender los efectos para sacar de ellos el mayor conocimiento y generar causas nuevas.

Según los Mayas, el alma encarna con un propósito, el de evolucionar a través del tránsito por este planeta llamado Tierra, en sincronía con el Universo.

Por eso tomé estas tres herramientas (las emseñanzas de Bach, de la astrología y de los Mayas) como para desarrollar una pequeña guía de señales y que cada uno observe o utilice la que le resulte más cómoda o interesante.

La enfermedad muchas veces es uno de los elementos con los que cuenta el alma para enviarnos señales que nos indiquen por dónde deberíamos investigar; algunas ya están desde el nacimiento, eso es un trabajo para toda esta vida y muchas veces se mezclarán con otras señales. Pero existen otras que se manifiestan en determinadas circunstancias como un aviso de nuestras rigideces. Generalmente, siempre en todas las circunstancias es para corregir esos defectos esenciales que tenemos todos y no nos permiten avanzar.

Yo creo que existe un elemento intermedio previo a la enfermedad, que podemos utilizar también como señal de búsqueda, es el *mal-estar*, palabra que, como dice Louise Hay, comúnmente se escribe toda junta y significa cualquier cosa que no está en armonía con uno mismo y con nuestro entorno, que hace que comience a sonar como una pequeña alarma, marcándonos el lugar donde se está generando el conflicto.

Como derecho de nacimiento todos los seres humanos tenemos una personalidad que no es propia, una tarea específica que nadie puede hacer por nosotros: la de crecer, ser y amar.

Nuestra alma usa nuestra mente y nuestro cuerpo como instrumentos para la realización. Cuando alma, mente y cuerpo trabajan conjuntamente el resultado es la alegría.

Lo que he descubierto a lo largo de mi búsqueda personal es que todas las ciencias nos llevan al mismo destino, al conocimiento de uno mismo, que es al final lo que nos va a permitir *Ser* un todo.

Por eso, amigo, tomemos la vida como el juego de la búsqueda del tesoro, que tantas veces hemos jugado de niños y aprendamos a descifrar las señales de nuestra alma.

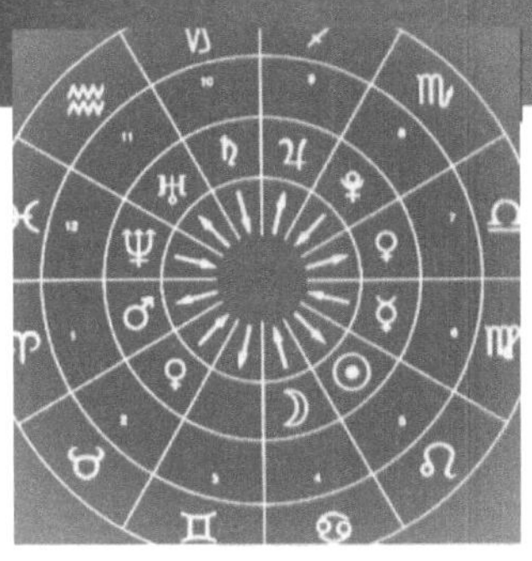

El zodíaco y el hombre

Desde tiempos inmemoriales, nuestros ancestros han dedicado gran parte de su vida a estudiar los sucesos del cosmos y la influencia que ejercen sobre nuestro planeta y sobre nosotros mismos, como parte integrante del planeta Tierra.

De esas investigaciones, ha surgido una de las ciencias más conocidas en la actualidad, la "Astrología", ciencia que estudia la influencia del movimiento planetario en el comportamiento cotidiano de las personas, países y sucesos tanto naturales, sociales o culturales a lo largo de nuestra historia.

Teniendo en cuenta tanta información, la idea es que en este capítulo, de una manera sencilla y clara, podamos leer algunas de las señales que el alma emite a través de nuestro organismo o nuestro cuerpo.

Para ello haré una breve reseña de las características generales de los signos del Zodíaco, sus relaciones, fisiología y algunas de las enfermedades características y una breve reseña sobre cómo conectar dicha información en nuestro andar cotidiano.

ARIES

· ELEMENTO: FUEGO
· PLANETA REGENTE: MARTE

· FRASE CLAVE: YO SOY
· ASOCIADO CON LA CASA I

RELACIONES FISIOLÓGICAS

Aries gobierna la cabeza y lo referente a la cara, por lo tanto es un poderoso signo mental. Está relacionado con querer ser el primero o estar a la cabeza de las cosas. Sufre de fuertes dolores de cabeza debido a las fuertes tensiones y la falta de relax, neuralgias, inflamaciones, hemorragias, fiebres altas. También por asociación a su signo opuesto, Libra, sufre problemas en los riñones.

Cara: representa lo que mostramos al mundo. **Acné:** no aceptación de uno mismo, no gustarse. **Cabeza (migraña):** invalidación de uno mismo, autocrítica, miedo. **Calvicie:** miedo y tensión. Intento de controlarlo todo, desconfianza a los procesos de la vida. Cansancio de vista. **Astigmatismo:** problemas con el yo. Temor a verse a sí mismo. **Cataratas:** incapacidad de mirar hacia delante con alegría. **Estrabismo convergente:** deseos de no ver el exterior. Objetivos contradictorios. **Estrabismo divergente:** temor a mirar el presente, el aquí y el ahora. **Hipermetropía:** temor al presente. **Miopía:** miedo al futuro; desconfianza al porvenir. **Cerebro:** representa el ordenador. **Tumor:** información incorrecta de las creencias. Obstinación, negarse a cambiar las pautas viejas. **Canas:** estrés, sumisión a presión y esfuerzo excesivo. **Accidente cerebro vascular:** rendición, resistencias, antes morir que cambiar. **Hemorragias:** fastidio. Se marcha la alegría. **Inflamación:** temor, ira. **Fiebres altas:** cólera abrasadora. **Nariz:** representa el reconocimiento de uno mismo. **Goteo continuo:** necesidad de ayuda, llanto interior. **Hemorragias:** necesidad de reconocimiento, sensación de no ser valorado. Ansias de amor. **Moqueo hacia adentro:** llanto interior, sentimiento de víctima. **Nariz cargada:** falta de autovaloración. **Sinusitis:** irritación contra una persona muy íntima.

Observaciones: cualquier síntoma de estos que fueran frecuentes nos están indicando que en algún punto deberíamos prestar atención a nuestras exigencias, a descubrir en qué áreas estamos siendo intolerantes con otros o con nosotros mismos. Posiblemente a través de estas señales corporales nuestra alma nos esté avisando que es el momento de trabajar nuestro Yo soy, la necesidad de reconocernos en nuestras virtudes y defectos. Nuestra atención tendría que estar puesta en quiénes somos, en aceptarnos y querernos como somos. En qué lugar nos estamos apoyando: si en las virtudes o defectos de la energía que representa este signo.

TAURO

· Elemento: Tierra   · Palabra clave: Yo tengo
· Planeta regente: Venus   · Asociado con la casa II

Relaciones fisiológicas

La garganta y el cuello son partes relacionadas simbólicamente con las funciones de unión de Tauro. También está asociado con las glándulas tiroides, con los oídos y las cuerdas vocales. Asociación refleja con las glándulas sexuales, por oposición con su signo, Escorpio. Tendencia a las infecciones de garganta, dolores de oído, sufrir de bocio o gordura y problemas con los genitales.

Problemas de cuello: negativa a ver otro aspecto de un asunto, terquedad, inflexibilidad. **Tortícolis:** tozudez, inflexibilidad. **Garganta:** represión de algún enfado, sentirse incapaz de expresarse, miedo, desconfianza, negatividad a cambiar, creatividad sofocada. **Anginas:** fuerte creencia en la incapacidad de hacerse valer y pedir lo que necesita. **Laringitis:** furia que impide hablar. Resentimiento contra la autoridad. **Tos:** deseo de ladrarle al mundo para que nos vean. **Bocio:** sentimiento de haber sido agraviado, sentimiento de víctima, sentimiento de frustración e insatisfacción. **Tiroides:** la sensación de que uno nunca hace lo que quiere. ¿Cuándo llegará mi turno? **Hipotiroidismo:** darse por vencido, sensación de bloqueo, desesperanza. **Hipertiroidismo:** rabia por ser dejado de lado. **Oídos:** sordera, rechazo, terquedad, aislamiento, necesidad de que no lo molesten. **Otitis:** enfado, deseo de no escuchar, demasiado alboroto. **Gordura (obesidad):** sensibilidad exagerada. Indica temor y necesidad de protección. Tal vez el temor oculta rabia y resistencia a perdonar. **Sobrepeso:** Huida de los sentimientos, inseguridad, rechazo de uno mismo. Búsqueda de satisfacción. **Glándulas linfáticas:** advertencia de que hay que centrar la mente en lo esencial de la vida: el amor y la alegría.

Observaciones: cuando algunas de estas señales aparecen de manera frecuente, es tal vez que nuestra alma nos está mandando indicios de que debemos prestar atención a lo que tenemos, a nuestras virtudes o defectos. A qué energía nos estamos aferrando en cualquiera de las áreas en donde nos desempeñamos. Nos está indicando que estamos descuidando alguna de nuestras capacidades o que estamos desarrollando en plenitud algunos de nuestros defectos que no nos están dejando avanzar. Siempre que hay malestares físicos es la prueba de que en algún área emocional existe un desequilibrio. Estamos más atentos a lo que nos falta que a lo que tenemos.

Hay algo que no estamos escuchando o pudiendo manifestar.

GÉMINIS

· ELEMENTO: AIRE   · PALABRA CLAVE: YO PIENSO
· PLANETA REGENTE: MERCURIO   · ASOCIADO CON LA CASA III

RELACIONES FISIOLÓGICAS

El sistema respiratorio, el sistema nervioso, las manos, los brazos, pulmones (obsérvese la manera en que se presenta la dualidad al comentar los órganos o sistemas afectados); por asociación refleja con Sagitario también se puede ver afectado en las caderas y el nervio ciático. Tendencia a las enfermedades como bronquitis, del sistema nervioso, pulmonía, pleuresía, asma.

Problemas respiratorios: temor de conectarse con la vida plenamente. **Bronquitis:** ambiente familiar conflictivo, peleas y gritos. A veces demasiado silencio. **Resfriados, catarros:** suceden demasiadas cosas a la vez, confusión, desorden mental. **Pulmonía:** miedo, depresión, sensación de no ser lo suficientemente bueno. **Asma:** sofocamiento del amor, incapacidad de respirar solo, sensación de ahogo, llanto reprimido. **Brazos:** la capacidad de enfrentarse a la vida. **Manos:** sujetan, manejan, pellizcan, aferran, sueltan. Representan todas las formas de enfrentar las experiencias. **Nervios:** crisis, egocentrismo, bloqueo de los canales de comunicación. **Nerviosismo:** miedo. Esfuerzo, precipitación, desconfianza. **Tics:** sensación de ser observados permanentemente. **Tartamudez:** inseguridad. Incapacidad de expresar la propia personalidad. Prohibición de llorar.

Observaciones: cuando estas afecciones se ponen de manifiesto, nuestra alma nos está avisando a través del cuerpo sobre algunas áreas a las que debemos prestar atención. Sensación de inestabilidad.

En algún área en particular no estamos siendo claros con uno mismo o con otros. Nos estamos sintiendo presionados por alguna situación en donde debemos tomar una decisión.

CÁNCER

· Elemento: Agua
· Planeta regente: Luna

· Palabra clave: Yo siento
· Asociado con la casa IV

Relaciones fisiológicas

El pecho, los senos, el estómago, el sistema digestivo, es decir lo que tiene que ver con la alimentación y nutrición. Asociación refleja con la piel y las rodillas a través de Capricornio, su signo opuesto. Los problemas digestivos son frecuentes, como también las úlceras gástricas, hidropesía, problemas en el útero y en los senos. Debilidad o afecciones en los órganos reproductores.

Estómago: digiere las ideas, problemas, miedo, temor a lo nuevo, incapacidad de asimilar lo nuevo. **Acedía:** acidez de estómago, temor amenazante. **Gastritis:** incertidumbre prolongada, actitud fatalista. **Úlceras:** convicción de no valer lo suficiente. **Úlcera péptica:** necesidad de agradar. **Mamas:** representan la maternidad, el cuidado y el sustento, negativa de cuidar de sí mismos. Posponerse siempre a favor de los demás. **Quistes, bultos:** cuidados maternales exagerados. Sobreprotección. Actitud autoritaria. **Útero:** sede de creatividad. **Ovarios:** representan las cualidades creativas.

Observaciones: cuando algunas de estas señales se están manifestando, deberíamos empezar a prestar atención a todo aquello que tiene que ver con los sentimientos hacia nosotros y hacia los demás. Tal vez tomar más conciencia de nuestra intuición. Empezar desde algún lugar a hacernos cargo de nuestras emociones, aquellas más cotidianas y esas otras no tan visibles que forman parte de nuestras sombras. Prestar atención a cómo nos vinculamos con nuestro entorno familiar, rever en qué plano tenemos algunos de los defectos de la energía de Cáncer.

Leo

· Elemento: fuego
· Planeta regente: Sol
· Palabra clave: Yo quiero
· Asociado con la casa V

Relaciones fisiológicas

Rige el corazón, que es el órgano que domina todo el cuerpo (el leonino, por lo general, tiene el mando o toma la conducción de una manera natural, es el que organiza a los demás según un plan, y todos acceden a ser conducidos de un modo cordial). También está involucrada la espalda, lo que da la idea de rectitud. Por asociación con su opuesto (Acuario) tiene también que ver el sistema circulatorio y con los tobillos.

Afecciones más comunes: **Corazón:** representa el centro del amor y la seguridad. **Infarto de miocardio:** por ganar dinero o posición se ha arrancado toda la alegría del corazón. problemas emocionales viejos no resueltos. Falta de alegría. Endurecimiento del corazón. Entrega al esfuerzo y al estrés. **Trombosis coronaria:** sensación de soledad y miedo. "No sirvo, no hago lo suficiente, jamás lo lograré". **Timo:** glándula principal del sistema inmunológico. Cuando funciona mal, sensación de ser atacado por la vida. **Espalda:** representa el apoyo de la vida. **Parte superior:** falta de apoyo emocional. Sensación de no ser amado, freno en la manifestación de amor. **Parte media:** culpa. Atascamiento en el pasado. Sensación de carga. **Parte inferior:** miedo al dinero, falta de apoyo económico. **Espalda inclinada:** desvalimiento y desesperanza. **Médula espinal:** representa las más profundas creencias sobre uno mismo. La forma de apoyarse y cuidarse.

Observaciones: cuando algunas de estas señales se están manifestando, deberíamos empezar a tener en cuenta o a prestar atención en qué área no nos sentimos reconocidos por los otros y a veces por nosotros mismos. Debido a que pensamos que si no hacemos todo nosotros el mundo se viene abajo. En qué lugar nos creemos como el sol, el centro del universo y queremos controlar a los demás, sintiéndonos después poco reconocidos o queridos. Averigüemos cuánto nos queremos a nosotros mismos. Aprendamos dónde empiezan nuestros derechos y terminan los del otro y viceversa. Tratemos de reconocer dónde no ponemos límites, tanto fuera como dentro de nosotros mismos.

Virgo

· Elemento: tierra
· Planeta regente: Mercurio

· Palabra clave: Yo analizo
· Asociado con la casa VI

Relaciones fisiológicas

Están conectadas con este signo las regiones abdominal, los intestinos (que desmenuzan y asimilan), el bazo, el sistema nervioso central. Por oposición a Piscis, también están involucrados los pies.

Las afecciones más comunes con las que nos podemos encontrar son de **índole intestinal,** problemas en general: temor de liberar lo viejo, lo que ya no se necesita. **Colon:** mucosidad en él; acumulación de pensamientos antiguos y confusos que obstruyen el canal de eliminación, estar siempre revolviendo el pasado. **Colon irritable:** inseguridad, temor a relajarse. **Colitis:** inseguridad, representa la facilidad para dejar marchar lo superado. **Espasmos abdominales:** miedo, interrupción de un proceso. **Bazo:** obsesiones, tendencia a obsesionarse. **Sistema nervioso central:** los nervios representan la comunicación. Son informadores receptivos. **Crisis nerviosa:** egocentrismo, bloqueo de los canales de comunicación. **Nervios:** miedo, angustia, esfuerzo, precipitación, desconfianza del proceso de la vida. **Neuralgia:** castigo por una culpa. Angustia por la comunicación. **Apendicitis:** miedo a la vida. El flujo del bien está bloqueado. **Úlceras:** miedo, convicción de no valer lo suficiente. **Herpes labial:** ampolla febril, úlcera fría, enfado que carcome y temor de expresarlo. **Herpes simple:** deseo ardiente y reprimido de maldecir. **Región abdominal:** espasmos, miedo, interrupción de procesos.

Observaciones: cuando algunos de estos síntomas aparecen en nuestro cuerpo, es momento de que investiguemos o analicemos qué pasa con nuestros enojos, en qué cuestiones estamos siendo demasiados perfeccionistas con nosotros o con los otros. Dónde estamos más preocupados que ocupados, en qué acto minucioso estamos detenidos por demás, o cuál obsesión no estamos pudiendo liberar. Dónde nos estamos mintiendo a nosotros mismos. En qué área no nos dejamos fluir con libertad soltando lo que no sirve y aprovechando lo aprendido.

LIBRA

· ELEMENTO: AIRE
· PLANETA REGENTE: VENUS

· PALABRA CLAVE: YO EQUILIBRO
· ASOCIADO CON LA CASA VII

RELACIONES FISIOLÓGICAS

Está conectado con los **riñones**, son órganos excretores, cumplen la función de eliminar el material desgastado. Además está relacionado con la región lumbar y por asociación refleja con la cabeza a través de Aries, su signo opuesto.

Problemas de riñones: crítica desmedida hacia uno mismo u otros, decepción, sensación de fracaso, vergüenza. **Cálculos renales:** terrones de enfado no resueltos. **Problemas de las suprarrenales:** derrotismo, renuncia a cuidar de uno mismo. Angustia. **Cistitis y problemas de vejiga:** angustia, aferramiento a viejas ideas y creencias. Miedo a relajarse, fastidio. **Infecciones urinarias:** fastidio, generalmente contra el sexo opuesto o contra la pareja. Tendencia a culpar. **Diabetes hiperglucemia:** nostalgia de lo que pudo haber sido. Gran necesidad de controlar. Tristeza profunda.

Observaciones: cuando algunos de estos síntomas aparecen, es tal vez el momento de empezar a investigar cómo es nuestro modo de dar y recibir. Cuáles son los patrones mentales que nos permiten estar en equilibrio. Cuánto de nosotros mismos somos, cuán sinceros estamos siendo con nosotros o los otros. Qué cosas estamos haciendo que no tienen que ver con nosotros, cuánto de lo que hacemos es sólo para no quedarnos solos. Replantearnos cuál es el área en la que estamos desarmonizados.

ESCORPIO

· ELEMENTO: AGUA
· PLANETA REGENTE: MARTE/PLUTÓN
· PALABRA CLAVE: YO CALLO
· ASOCIADO CON LA CASA VIII

RELACIONES FISIOLÓGICAS

Rigen los **órganos sexuales:** los genitales representan los principios masculino y femenino. Problemas: preocupación por no sentirse valioso.

Vejiga: problemas, angustia, aferramientos a viejas ideas y creencias. Miedo a relajarse, fastidio. **Uretra:** vías urinarias con infecciones, fastidio generalmente contra el sexo opuesto o contra la pareja. Tendencia a culpar. **Vaginitis:** enfado contra la pareja, culpa sexual, autocastigo. **Enfermedades de transmisión sexual:** tienen su base en sentirse culpable por el sexo, necesidad de castigo, los genitales son algo pecaminoso. Maltrato a uno y a otro. **Sífilis:** entrega del poder. **Sida:** sensación de desesperanza, nadie me quiere, firme convicción de no valer. Negación de uno mismo. Sentimiento de culpa por la sexualidad. **Gonorrea:** necesidad de castigo por ser una mala persona. **Herpes:** creencia popular en la culpa sexual y la necesidad de castigo. Escarmiento público, pecado original. **Recto:** (ano) zona de liberación de los desechos. **Abscesos:** cólera con relación a lo que no se quiere soltar. **Comezón o pruritos:** culpa por el pasado. Remordimientos. Dolor, culpa, deseo de castigo. **Fístula:** liberación incompleta de desechos. Aferrarse a las basuras del pasado. **Hemorragia ano rectal:** (hematoquecia) rabia y frustración. **Hemorroides:** miedo al paso del tiempo, rabia por el pasado, temor a aflojarse, sensación de carga. **Las glándulas sexuales:** gónadas, tienen un gran efecto sobre la voz y el canto, que es una asociación refleja con su signo opuesto, Tauro. Algo para tener en cuenta en todos los Signos fijos: (Tauro, Leo, Escorpio y Acuario) tienen cierta predisposición al reumatismo, a tener problemas en los genitales, fracturas, abscesos, pólipos, adenoides, catarros nasales.

Observaciones: si nuestro cuerpo en algún momento determinado presentase algunas de estas señales, sería bueno comenzar por investigar sobre qué cosas no deseamos perder el control, cuál es el punto de nuestro miedo o resentimiento, dónde existe un origen de culpa/castigo. Cuáles son los cambios que nos resistimos a hacer, a qué viejas estructuras nos estamos apegando evitando crecer. Debemos empezar realmente a trabajar desde el corazón el tema del perdón. Muchas veces con el tema de lo sexual hay todavía, desde una conciencia ancestral, una pauta de culpabilidad, que no nos permite conectarnos con el placer del intercambio, que genera la plenitud de todo ser, cayendo en los extremos, la represión o el uso indiscriminado.

SAGITARIO

· Elemento: fuego   · Palabra clave: Yo comprendo
· Planeta regente: Júpiter   · Asociado con la casa IX

Relaciones fisiológicas

La cadera: Transporta el cuerpo en perfecto equilibrio, principal empuje para avanzar. Problemas: miedo a tomar decisiones. Creencia de que no hay dónde avanzar.

Muslos, calambres: tensión y miedo. Aferramientos, sujeción. **Ciática:** hipocresía, temor al dinero y al futuro. **Hígado:** sede de la rabia y la indignación. Hábito de quejarse. Justificación de las críticas para autoengañarse y sentirse mal. **Hepatitis:** resistencia al cambio, ira, odio. **Ictericia:** prejuicios externos e internos. Razón desequilibrada. **Sistema hepático,** las enfermedades más comunes: los reumas, la ciática y los problemas hepáticos, las tensiones mentales. Por asociación con su signo opuesto, Géminis, problemas de pulmones y bronquios.

20

Observaciones: de presentarse cualquiera de estas señales en nuestro físico, estaría bueno comenzar a comprender dónde nos estamos sintiendo sin espacio, poco libres, qué situación externa o interna nos está limitando. Cuáles son los enojos o resentimientos que no nos están permitiendo avanzar equilibradamente. En qué área de nuestra vida no nos estamos conectando con la alegría. Qué tensión mental nos mantiene desconectados de nuestro físico, del juego del avanzar con libertad. Estas señales capaz nos están indicando que debemos comenzar a trabajar por nuestros ideales.

CAPRICORNIO

· ELEMENTO: TIERRA
· PLANETA REGENTE: SATURNO
· PALABRA CLAVE: YO AMBICIONO
· ASOCIADO CON LA CASA X

RELACIONES FISIOLÓGICAS

El sistema óseo, las rodillas, la piel (límite del cuerpo). También está relacionado con el sistema digestivo por relación con Cáncer.

Huesos: representan la estructura del universo. Deformaciones, tensión o presión mental. Pérdida de movilidad mental. **Fracturas:** rebelión contra la autoridad. **Osteoporosis:** sensación de que ya no queda ningún apoyo en la vida. **Rodillas:** representan el orgullo y el yo. Problemas: orgullo, obstinación, incapacidad de inclinarse. Temor, inflexibilidad, terquedad. **Reumatismo:** sentimiento de ser víctima, falta de amor, amargura crónica. Resentimiento. **Piel:** protege nuestra individualidad. Órgano de los sentidos. Problemas: angustias, miedo. Antigua repugnancia encubierta. Sensación de amenaza. **Psoriasis:** miedo de ser herido. Debilitamiento de la capacidad de sentir. Negatividad a aceptar la responsabilidad de los propios sentimientos. **Dientes:** representan las decisiones; problemas: indecisión mantenida mucho tiempo. Incapacidad de analizar las ideas para decidir.

Observaciones: de manifestarse alguna de estas señales, lo que nos están es alertando de que estamos siendo poco flexibles con nosotros o con los otros. En algún lugar no estamos pudiendo razonar o elegir cuál es el camino que debemos seguir. Estamos siendo rígidos en nuestras opiniones o en la postura que tomamos ante las circunstancias de la vida cotidiana. Debemos tratar de observar en qué área no estamos queriendo perder el control. No pudiendo conectarnos con nuestras aspiraciones, con nuestras metas. No pudiendo pedir ayuda. En qué área no estamos reconociendo nuestra autoridad.

ACUARIO

· ELEMENTO: AIRE
· PLANETA REGENTE: URANO/SATURNO

· PALABRA CLAVE: YO SÉ
· ASOCIADO CON LA CASA XI

RELACIONES FISIOLÓGICAS

Tiene que ver con las piernas desde las rodillas hasta los tobillos. También relacionado con el **sistema circulatorio**.

Las enfermedades son las **várices**: situación que causa disgusto. Desaliento. Sentimiento de estar sobrecargado con exceso de trabajo. **Endurecimiento de arterias**: portadoras de júbilo de vivir. Presión arterial. Problemas del corazón por su relación con Leo. **Tobillos**: problemas de inflexibilidad y culpa. Los tobillos representan la posibilidad de recibir placer, torceduras, fracturas, calambres.

Observaciones: cuando estas señales se manifiestan en el cuerpo, nos está hablando de que existen rigideces mentales, que nos mantienen en situaciones poco flexibles que no nos permiten avanzar con libertad. Es conveniente que observemos en qué áreas estamos en una postura inamovible resistiéndonos a los cambios. En qué lugar estamos en extremo apegados no queriendo o pudiendo soltar situaciones. O en qué áreas de nuestra vida no nos queremos hacer cargo de nuestras emociones.

Piscis

· Elemento: agua
· Planeta regente: Neptuno/Júpiter

· Palabra clave: Yo creo
· Asociado con la casa XII

Relaciones fisiológicas

Los pies y el sistema linfático; por asociación refleja con Virgo, problemas intestinales y de abdomen. La sensibilidad del signo provoca muchas veces problemas estomacales debidos a la tensión nerviosa.

Los pies representan el sostén no sólo del cuerpo, sino de la carga psíquica inconsciente, muchas veces siendo receptora del inconsciente de quienes lo rodean. Contienen la compresión de nosotros mismos, de la vida y de los demás. Problemas: miedo a no avanzar, miedo al futuro. **Callos:** zonas de pensamientos endurecidas. Aferramiento terco al dolor del pasado. **Linfas:** problemas: advertencia de que hay que volver a centrar la mente en lo esencial de la vida, el amor y la alegría.

Observaciones: algunas de estas señales nos están indicando que existe una desconexión con nuestras emociones, un temor de avanzar. Nos indican que tenemos que estar atentos a nuestra intuición. En qué áreas estamos siempre tratando de escapar mirando para otro lado.

De qué situaciones nos sobrecargamos física y emocionalmente de cosas que no nos corresponden.

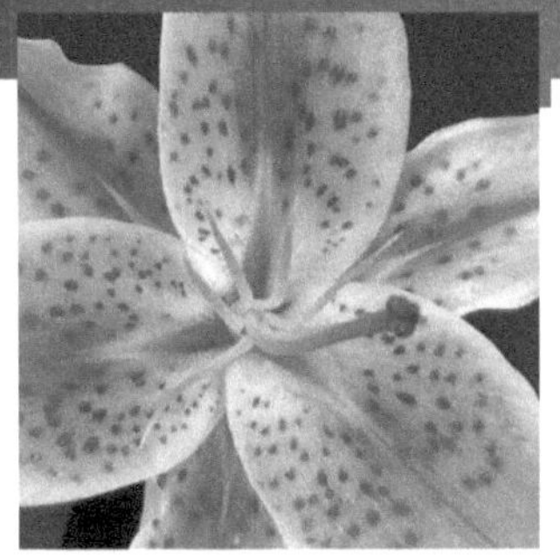

Yo, un aprendiz "Bach"

YO, UN APRENDIZ "BACH"

VERDADES FUNDAMENTALES

"Para entender la naturaleza de las enfermedades hay que conocer ciertas verdades fundamentales". (Bach)

A) El hombre tiene un alma que es su ser real.

El alma, para Bach, tiene una función rectora. Ordena y dirige, pero también es la esencia de lo que somos. Atemporal, tiene el reservorio de nuestra existencia desde el origen mismo. La meta del alma es alcanzar la complitud que no es otra cosa sino el despliegue de sus potencialidades.

Por eso y para eso cada uno de nosotros estamos en este plano de conciencia.

B) Somos personalidades y existimos para lograr el conocimiento y la experiencia.

La personalidad es nuestra parte transitoria, la envestidura o máscara, que entre incertidumbre y elección nos sirve de sostén material en esta vida.

Teniendo en cuenta que el objetivo de nuestro vivir es aprender lo que desconocemos, desarrollar las virtudes que nos faltan, corregir nuestros defectos. Nada es circunstancial o casual. Según Richard Bach: "El alma sabe qué entorno y qué circunstancias nos permitirán lograr lo mejor, y por lo tanto nos sitúa en esa rama de la vida más apropiada".

C) Nuestra vida no es más que un momento de nuestra evolución.

Esta afirmación de Bach implica las ideas de karma y reencarnación. El tramo entre el nacimiento y la muerte es nada más que un paso en el camino de la evolución.

De modo tal que no trabajamos sólo para esta vida, esencialmente oficia y construye para un proceso mayor, que aunque no pueda recordar, ni conocer, es real.

D) Conflicto entre el alma y la personalidad es la causa de la enfermedad e infelicidad.

La idea de que es un conflicto la causa de la enfermedad es una convicción compartida por muchos autores como Freud y Jung.

Bach atribuye el nacimiento del conflicto a cuando nuestra personalidad se aparta del camino trazado por el alma, o bien por los deseos mundanos o por la persuasión de otros.

E) La unidad de todas las cosas.

Para Bach, la fuerza creadora de todo el Universo es el amor. Todo aquello de lo que tenemos conciencia es una manifestación de ese amor, ya sea un planeta, un guijarro, un hombre u otra forma de vida.

Esto hace que cualquier acción en contra de uno o contra otro afecte a la totalidad.

¿QUÉ ES LA ENFERMEDAD?

Es la manifestación en el plano físico de un conflicto existente entre la personalidad y el alma.

Puede que este conflicto surja desde el campo mental de uno mismo, por querer cumplir pautas familiares, expectativas socioculturales, desde lo que se supone que uno debe ser o hacer y ahí uno se desvía de su propio camino.

Como también puede surgir de la influencia de otros sobre determinadas personas.

Detrás de cualquier síntoma físico o psíquico que el hombre puede sufrir, se encuentran algunos defectos, como la crueldad, el orgullo, la ira, la codicia, el egoísmo, etc. De forma subyacente.

Para Bach, el modo y la manera en la cual una enfermedad se manifiesta, el órgano o la función que se afecta no deben verse como obra de la casualidad sino de la causalidad.

Es importante trabajar en uno, para poder despejar lo que siento o pienso, lo que es mío de lo que no lo es. Cuáles son nuestros sueños y cuáles los ajenos, despejar la familia base, el "MA-PA" donde uno está inserto, que tampoco es producto de la casualidad.

CONSTITUCIÓN ENERGÉTICA DEL SER HUMANO

En nosotros, los seres humanos, el espíritu se manifiesta en cuatro diferentes densidades.

1· CUERPO FÍSICO

Se encuentran todos los órganos y los sistemas respiratorio, auditivo, etc. Es el más denso de todos.

2· CUERPO ETÉRICO

Se encuentran los chacras. Dobla al cuerpo físico, interactúa y penetra todas las células. Es como una antena que recibe la información, la recepciona, la procesa y la envía hacia fuera. La información ingresa a través de los chacras.

3· CUERPO EMOCIONAL

Es un campo energético que abarca todo el cuerpo de la cabeza a los pies. Va cambiando de colores. Todas las esencias entran por el cuerpo emocional, salvo Rock Water, que ingresa por el etérico rompiendo estructuras dado que, proviene del agua.

4· CUERPO MENTAL

Se encuentran almacenadas características arquetípicas, mitos. La mente crea tanto lo bueno como lo malo.

Remedios florales

Los remedios florales descubiertos por Bach son treinta y ocho. Se trata de remedios energéticos naturales y eficaces, inocuos, en el sentido de que no causan daño alguno en el sujeto pero su ingestión produce la movilización del mundo emocional, la captación de información externa e interna que se desconocía, la aparición de sentimientos desconocidos o sofocados.

Estos actúan sobre la estructura energética del sujeto y desde allí ejercen su influencia en lo psíquico y en lo físico.

El cambio de perspectiva se produce cuando el individuo es capaz de comprender el argumento que rige su vida, el mandato que produce el desequilibrio y la lección que debe integrar.

Los grupos emocionales

El doctor Bach ordenó el complejo grupo emocional de los seres humanos en siete grupos arquetípicos.

Cada uno de estos grupos emocionales expresa un modo particular que tiene el hombre de enfrentar la vida y se relaciona con un número de remedios florales.

Cada uno de nosotros en mayor o menor medida atravesamos alguna vez ese sentimiento.

Conocer y procesar los mismos nos hará fuertes, nos da coraje frente a la vida y nos permitirá desarrollarnos mejor como adultos.

Remedios para los que sienten temor

Rock Rouse: Heliantemo o Jarilla, "La flor del pánico"

Se encuentra en la parte sur de Inglaterra, y su nombre deriva del dios griego, Hélios.

Perfil psicológico: detención/paralización.

La energía base o el efecto es la desconfianza, la reacción es el terror o pánico. Personas con sistema nervioso muy inestable. Tendencia a exagerar, ver tragedias y desastres. Terrores nocturnos en niños. Caos y desmoronamiento en cómo percibe el mundo.

Está indicada para emergencias, accidentes, ataques de enfermedades repentinas. Primeros auxilios.

Señales físicas y de conductas: persona muy impresionable, temblorosa, para todo aquello que implique detención brusca, paralización de la actividad, cortes digestivos o parálisis estomacal. En el caso que se ha perdido toda esperanza. Ante la amenaza de suicidio. Crisis nerviosa. Personas propensas a palpitaciones, trastornos del sueño, diarreas, mareos, vómitos, escalofríos, suelen reaccionar desproporcionadamente ante pequeños estímulos, como el roce de una mano desconocida que les toca el hombro, o un ruido inesperado, etc. Terrores nocturnos en niños.

Está indicada para emergencias, accidentes, ataques o enfermedades repentinas. Pesadillas. Fobias.

Correspondencia astrológica: elemento aire.

Virtud de la flor: coraje, es el remedio de los primeros auxilios.

MIMULUS: (MÍMULO) "LA FLOR DEL MIEDO CONOCIDO"

Es una flor nativa de América, en la mitología indígena de América Central se la utilizaba para adornar a los guerreros en las batallas.

Perfil psicológico: miedos identificables/compasión.

Está indicada para los miedos terrenales, como enfermedades, pobreza, oscuridad, soledad, desgracias, en resumen: los miedos cotidianos.

Son de las personas que tienen miedo a la gente o a las circunstancias de la vida, el temor de cosas que nunca ocurren, miedo al mañana, miedo de caer enfermo, de perder los amigos, desea luchar por la libertad pero muchas veces siente el temor de romper sus cadenas. Falta de libertad dentro de las formas físicas. Se sienten interesados por el espiritismo y son el caso clásico del médium. Se oculta un gran sentimiento de odio. Miedo de caer.

Señales físicas y de conductas: en las personalidades de estas características lo más importante es lo mental. El lado físico es por lo general la consecuencia de la tensión mental.

Los trastornos comprenden depresión, miedos vagos a algo conocido, marcado deseo de tranquilidad, aversión a hablar y ser cuestionado. Los casos graves están ligados a una gran debilidad, cansancio, taquicardia, falta de apetito. Otro tipo de síntomas es la desvitalización por la influencia de personas demasiado poderosas. Sentimiento de estar agotado, no duermen bien, tienen un fuerte rechazo al ruido que los agota.

Personalidades fóbicas, tímidas, locuacidad, tensión, inhibición, tartamudez, rubor y transpiración. Miedo a la pobreza.

Correspondencia astrológica: Piscis.

Virtud de la flor: el remedio aporta compasión, pérdida del miedo, desarrolla la piedad. Le permitirá encontrar la libertad para amar la vida y conectarse con la ternura.

ASPEN: (ÁLAMO TEMBLÓN) "LA FLOR DEL INTUITIVO"

Se encuentra en toda Europa. Dice la leyenda que es la madera con la que se hizo la Cruz de Jesús. Estaba consagrado a Hércules en la antigüedad, además se lo llamaba el "árbol de los secretos".

Perfil psicológico: percepción/confianza. Miedo que no puede ser explicado. Estos temores pueden obsesionar de noche tanto como de día. Los que lo padecen temen contar sus preocupaciones a los demás. Hipersensibilidad/falta de sensibilidad.

Correspondencia astrológica: elemento agua.

Señales físicas y de conductas: cuadros ansiosos, insomnio, palpitaciones, piel de gallina, sudoración, pensamientos apocalípticos, tics nerviosos, sonambulismo. Agarofobia, claustrofobia. Esencia capital para moribundos junto con Walnut. Niños y adultos que duermen con la luz prendida. Ansiedad mental con aprehensión, sobresalto con sueños desagradables. Sueños vividos, con sensación de peligros y en lugares extraños le producen inquietud al despertar.

Virtud de la flor: es un gran filtrador y protector astral.

Debería administrarse a todo el que asista a prácticas que supongan una movilización energética importante: como talleres que desbloqueen chacras, o se hagan regresiones, etc. Aspen eliminará el miedo a profundizar en los mundos sutiles, al mismo tiempo que nos protege de filtraciones indeseadas. También debería administrarse a todo aquel que por ignorancia coquetea con el mundo de la magia, espíritus, etc.

CHERRY PLUM: (CERASÍFERA) "LA FLOR DEL EXPLOSIVO"

Es oriunda de Rusia.

Perfil psicológico: control/descontrol.

Miedo a que la mente pierda el control, perder la razón, sentirse capaces de hacer cosas horribles que no desean y saben incorrectas, sin embargo aparecen las ideas y el impulso de hacerlas. La sensación es que uno deja de ser quien es. Arrebatos incontrolables, pensamientos irracionales persistentes.

En casos leves, en los que hay falta de espontaneidad emocional o dificultad para soltarse interiormente.

En estas personalidades el miedo a los propios conflictos se disimula todo lo posible, se deja traslucir muy poco en lo exterior. En una condición grave hay tendencia al suicidio o al homicidio.

Señales físicas y de conductas: descontrol en temas como la bebida, la violencia, el juego, las drogas, manejando un auto, las compras compulsivas, ataque de rabias en niños, etc. Personas verborrágicas que no pueden dejar de hablar. Trastornos neurológicos, tics, enfermedad de Parkinson, Alzheimer, incontinencia de esfínteres en ancianos, en arritmias cardiacas, enuresis (niños que se orinan en la cama), en caso de cáncer (por el descontrol celular), en bulimia, en el caso de frigidez, cuando hay un excesivo control emocional (por miedo a perderlo) y en eyaculacion precoz. En calambres, por el excesivo intento de control. Es un estado frecuente en la adolescencia. Ataque repentino de risa o llanto. Chirrido de los dientes. Sentimiento de presión en la cabeza. Desequilibrios con intento de autoagresión. Espasmos y convulsiones. Sobrepesos.

Correspondencia astrológica: Acuario/Escorpio.

Virtud de la flor: la esencia aporta equilibrio en los polos y permite manejar los impulsos que surgen del interior en forma serena. Da soltura y calma en situaciones de tensión. Para sentirse libre en vez de atado.

Forma parte de la fórmula de rescate. Evidentemente no es necesario estar sentado en un barril de pólvora o al borde del suicidio para aplicar Cherry Plum.

Red Chestnut: (Castaño rojo) "la Flor del Otro"
Crece en Gran Bretaña.

Perfil psicológico: miedo a que le suceda algo a los seres queridos. Simbiosis.

Para los que encuentran difícil no preocuparse por los demás. Con frecuencia han dejado de preocuparse de sí mismos, pero pueden sufrir mucho por sus seres queridos. La persona se mimetiza tanto con el otro, que cuando el otro realiza algo siente que es afectada como si le pasara a ella. Personas simbióticas, donde el otro no es visto como otro, sino como una parte de uno.

Les es difícil ver la realidad, lo que significa que hay un corte bien marcado entre uno y los otros. Para aquellos que de una manera u otra muchas veces sienten que si hacen cambios pueden traicionar algún mandato que está involucrado con la familia.

Señales físicas y de conductas: obesidad, tabaquismo y otras adicciones, ansiedad, insomnio, hipertensión arterial. Para aquellos lazos que persisten con demasiada intensidad aun después de la muerte, para los que siempre temen lo peor para los que aman. Para los que aman de una manera muy posesiva, para aquellos que se identifican demasiado con otros. Temores por dificultades financieras, es ideal para las personas a las que les es difícil dejar de angustiarse. En situaciones de destete, para soltar a los hijos en determinada edad. En hermanos gemelos o mellizos, para el primer día de clase. En rupturas afectivas ayuda a cortar ataduras negativas.

En casos en los que la muerte de un familiar o persona allegada, donde la sensación es de que uno no pudo despedirse o estar, y hay nexos energéticos que nos siguen uniendo a ellas. Esto da lugar a consultas sobre "presencias, sueños, etc." En este sentido sabemos que es productivo, junto con Walnut y Aspen. Esta flor brinda libertad para decidir el propio camino.

Correspondencia astrológica: Cáncer/casa IV.

Virtud de la flor: equilibrio.

REMEDIOS PARA LOS
QUE SUFREN INCERTIDUMBRE

Es para aquellos que postergan el camino de su vida porque no están seguros de su potencial. No se atreven, no saborean la vida, apuestan al fracaso antes de empezar, se arreglan para sabotear la toma de decisiones dejando que la opinión ajena intervenga.

Muchas veces la falta de entusiasmo los convierte en seres opacos.

Wild oat: (avena silvestre) "Flor de la búsqueda"

Se encuentra en Inglaterra. Para alcanzar la evolución del ser es necesario desplegar las potencialidades del alma.

Perfil psicológico: discernimiento/claridad. A la personalidad tipo Wild Oat le cuesta echar raíces; esta esencia enseña que no es necesario que todos hagan de todo, si cada uno hace lo que tiene que hacer todo es más fácil. Remedio indicado para quienes ambicionan hacer algo importante en la vida. Su dificultad consiste en elegir a qué ocupación se va a dedicar. Hecho que le produce insatisfacción y ocasionales demoras, una flor de dispersión pero que no abarca lo cotidiano, las formas, sino las metas, la misión, la elección del verdadero sitio que la vida nos reserva a cada uno. Dificultad en la pubertad para elegir la carrera, etc.

Señales físicas y de conductas: dispersiones en las metas. Pueden dedicarse en lo básico y llegan hasta el final para darse cuenta de que no era lo que les gustaba. Crisis vocacionales. Define cuadros confusos. Son comunes las enfermedades psicosomáticas, trastornos digestivos y respiratorios.

Correspondencia astrológica: Géminis/Sagitario.

Virtud de la flor: plenitud. La toma de esta esencia revierte la búsqueda exterior hacia la interior. Ayuda a echar raíces, planificar a corto plazo y comprometerse realmente.

Preguntas para el diagnóstico

¿Si bien trabaja en lo que eligió, siente que no termina de satisfacerlo?

¿Le gustaría encontrar un nuevo estilo de vida, carrera o cambiar la anterior, pero no decide qué debería estar haciendo?

¿Se siente insatisfecho porque cree no tener un lugar en la vida?

¿Se considera un buscador?

¿Qué desea encontrar en su camino?

CERATO: (CERATOSTIGMA) "FLOR DE LA DUDA"

Es un árbol nativo de los Montes de Himalaya, es su lugar de origen; se lo vincula con la sabiduría.

Perfil psicológico: confusión/ desconfía de su propio criterio.

Por lo general es una personalidad parlanchina.

Su personalidad se empeña en desactivar todo mensaje intuitivo. Esto trae dos consecuencias comunes:

a) La carencia de una base sólida en donde solventar sus decisiones.

b) La continua búsqueda de consejo y de puntos de referencia externos.

Gran acumulador de información pero le cuesta actuar. Gran parlanchín, que le es difícil escuchar. Otro matiz importante es con la facilidad con que justifica sus irresponsabilidades, o sea tiene excusa para todo.

Es de los que sigue muchas terapias al mismo tiempo o ha probado muchas, pero lo más probable es que no haya terminado ninguna.

Señales físicas y de conductas: a veces se materializa en dificultades en la expresión verbal, crisis de identidad en la adolescencia, pasividad, retraimiento. Le cuesta entender. El tema central es la dispersión, consume su tiempo en pequeños detalles de forma, sin ir a lo profundo. Personas que se fastidian por nimiedades.

Esto no quiere decir que no esté abocado a su búsqueda personal, sólo que lo hace de una manera más descomprometida, quedándose con la parte superficial del mensaje. Resulta ser poco constante.

Correspondencia astrológica: Géminis.

Virtud de la flor: la certeza. Seguridad y sabiduría. Esta esencia facilita a encontrar su individualidad, su personalidad y liberado de las influencias externas le permitirá utilizar su gran saber. Capacidad de sabiduría.

Preguntas para el diagnóstico

¿Suele desconfiar muchas veces de su capacidad de juicio sobrevalorando la opinión de los demás?

¿Después de pedir y recibir consejo de los demás, se siente confundido frente a una decisión modificándola según la última recomendación?

¿Se considera un estudiante crónico?

¿Cree que dudar entre varias opciones no lo deja comprometerse a fondo con alguna opción en particular?

Scleranthus: (escleranto) "flor del indeciso"

Es una flor nativa de Australia y se extiende por todo el planeta.

Perfil psicológico: desequilibrio/inestabilidad. El Scleranthus duda entre dos cosas, fluctúa. El tipo Scleranthus puede posponer durante años la toma de decisiones básicas. La duda es bipolar, entre dos extremos, hacer o no hacer, sí o no. La duda que lleva en silencio.

Señales físicas y de conductas: dolores de tipo cólico (menstrual, digestivo, renal, hepático). Migrañas a fechas fijas, sabañones, depresiones cíclicas, mareos, vértigo al levantarse, al mirar para arriba, dislexia, cualquier problema de literalidad debe ser tratado con Scleranthus, tiene que ver con la simetría. Estados anímicos cambiantes, tristeza/alegría, amor/odio, llanto/risa, quietud/agresividad. Alergias estacionales. Neuralgias del lado derecho. Desequilibrios en los hemisferios cerebrales. Problemas del oído, equilibrio.

Correspondencia astrológica: Géminis/Libra/Acuario.

Virtud de la flor: es el gran estabilizador, no está sólo limitado a aquellos que no pueden decidir entre una cosa u otra, sino que es la esencia para alcanzar la estabilidad en cualquier función. Inclusive para mantener cualquier mejoría alcanzada.

Es una importante flor de coordinación y literalidad. Suele favorecer a quienes tienen dificultades de expresión oral, entre ellos los zurdos contrariados. Es una flor integradora.

PREGUNTAS PARA EL DIAGNÓSTICO

¿Se desequilibra rápido, sus humores cambian y de estar bien pasa a estar muy mal sin ningún sentido?

¿Sufre de indecisión, incertidumbre o vacilación y las opciones le son difíciles?

¿Reacciona rápido a las provocaciones y enseguida pierde el desequilibro interior?

¿Siente que no quiere cambios en su vida, y que el afuera o lo desconocido le provoca vértigo o amenaza?

GENTIAN: (GENCIANA) "LA FLOR DEL PESIMISTA"
Se encuentra en las colinas de Gran Bretaña e Irlanda.

Perfil psicológico: desánimo, descorazonamiento. Son descreídos, buscan poner todo en tela de juicio. Se desalientan con facilidad. Identificación con el fracaso. Necesita éxito rápido. Inercia. Falta de fe en la vida.

La seguridad está en lo estático, no acepta los cambios. Psíquicamente la persona se anticipa al fracaso, el sujeto piensa en término de imposibilidades.

Señales físicas y de conductas: convalecencias, recaídas de enfermedades crónicas, abandono de tratamientos. Infinidad de síntomas porque son personas que somatizan todo.

Correspondencia astrológica: Aries/Virgo.

Virtud de la flor: constancia. Ayuda a mantener la firmeza de sus propósitos y a tener un talante optimista. Ayudará a sentirse animado cuando hace lo que puede, sea cual fuere el resultado aparente.

PREGUNTAS PARA EL DIAGNÓSTICO

¿Se desalienta y deprime porque las cosas salieron de una manera diferente a la que esperaba?

¿Cuando se siente deprimido, sabe por qué?

¿Cuando realiza una tarea, es sensible a las demoras o dificultades que lo llevan a dudar de sí mismo y a veces hasta deprimirse?

¿Cuando pasa por una etapa de decaimiento siente que le cuesta mucho sobreponerse y volver a empezar?

¿Tiende a quedarse instalado en una situación no satisfactoria, sin poder producir un cambio?

¿Siente que su autoestima está baja, le cuesta encontrarse con el placer?

GORSE: (AULAGA) "LA FLOR DE LA DESESPERANZA"

Se encuentra en toda Inglaterra, es considera árbol sagrado para los celtas. La llaman la flor del Karma.

Perfil psicológico: claudicación, tirar la toalla no sólo en la enfermedad sino en todos los órdenes de la vida. Considera que ha perdido la batalla o el juego. Debe haber antecedente de lucha porque la persona considera que ha perdido la batalla.

Sentimental: "mi situación de pareja ya no tiene remedio", "despúes de lo mal que me ha ido con (....) renuncio a formar una nueva pareja".

Laboral: "nunca encontraré trabajo", "mi situación en esta empresa ya no tiene remedio", "el mundo ya no tiene remedio"; existe un estado tipo de clara negatividad.

Señales físicas y de conductas: la depresión y el desaliento se somatizan en diferentes enfermedades. Disminución de sus sistemas defensivos. En fracaso de intentos de adelgazar, de abandonar una adicción. Dependencia a la insulina, asmáticos, adictos, discapacitados, cáncer, sida, etc. Enfermedades crónicas, pacientes dializados.

Correspondencia astrológica: Tauro.

Virtud de la flor: esperanza-capacidad de lucha.

Despierta al médico interno, ayuda a restablecer la lucha inmunitaria o aceptar lo que no tiene cura. Promueve y restablece la esperanza.

HORNBEAM: (HOJARANZO) "LA FLOR DE LA FLOJERA"

En Inglaterra, se plantaba para cercar los campos. Se convirtió en la planta que separaba el mundo cultivado de los hombres, de las tierras incultas, animales salvajes y demonios del bosque. La madera de esta planta es pesada y dura, se le dice madera de hierro. Se usó en fabricación de tornillos, cilindros, manivelas y palos cuando el hierro era escaso y caro.

Perfil psicológico: letargo/laxitud. Se recomienda para todo proceso psíquico o físico donde cuesta trabajo arrancar.

No equilibra la actividad con recreación, le falta magia, toma los momentos de esparcimiento como una obligación, porque le cuesta relajarse y disfrutar. Es muy capaz de sentirse cansado ante el pensamiento del algún esfuerzo que tendrá que realizar al día siguiente. Este cansancio es tan mental que desaparece cuando surge alguna actividad interesante. Para los que sienten que carecen de fuerzas suficientes mentales o físicas, para sobrellevar la carga de la vida, los asuntos cotidianos le parecen demasiado pesados, si bien suelen cumplir con todas sus actividades perfectamente. Se siente encerrado.

Señales físicas y de conductas: falta de aliciente, aburrimiento, actitudes rutinarias automatizadas, cuando el debilitamiento es puntual, o sea no es un fortalecedor general, sino que se usa cuando el debilitamiento es algo concreto, rodillas, circulación, vista, audición, sexual, etc.

Es imposible realizar un tratamiento de rehabilitación de extremidades sin incorporar Hornbeam. En tratamientos de sabañones o várices es clave y suele bastar su aplicación en cremas, no es la única.

En casos de aplicar crema con esta flor, en esguinces, luxaciones, fracturas, etc. Ha mejorado en tiempo récord.

Correspondencia astrológica: Capricornio.

Virtud de la flor: vitalidad. Permite romper con la rutina, vitaliza y enseña que el trabajo mental se fortalece al equilibrarlo con la recreación. Permite que uno se relaje y disfrute.

Remedios para los que no tienen interés en el presente

En este grupo la característica sobresaliente es la falta de interés, que llega a veces a la apatía. Existe la sensación de una gran desconexión.

Clematis: (Clemátide) "La flor del Soñador"
Esta planta la llaman comúnmente la "barba de hombre viejo", crece a lo largo de toda Gran Bretaña.

Perfil psicológico: creación/indiferencia. Falta de interés en el momento actual. Extrema aceptación del fracaso, resignación.

Las personalidades clematis son propensas a la mediunidad, dada la facilidad para desconectarse de la realidad física. Absorto en sus ideas, indolentes, somnolientos.

Tienen la sensación de estar en dos lugares a la vez. Terrores nocturnos. Nostalgia.

La necesidad evolutiva de estar aquí, ahora, o sea en el presente para poder captar nuestro aprendizaje, llevó al Dr. Bach a incorporar dos enredaderas al sistema floral, una de ellas es Clematis. Esta flor representa al gran idealista, que posee una gran compasión y reboza de bondad, no soportan el sufrimiento de los demás, son los creadores detrás de la escena. La llaman habitualmente la flor del soñador. El terreno apropiado para el desarrollo de estas personalidades es la falta de interés en el presente. La mayor debilidad del tipo Clematis es que está siempre con pensamientos girando en la cabeza y le cuesta llegar a concretarlos. Su falta de atención es importante, suele flotar como en el limbo en el que no existe temporalidad ninguna. Son tranquilos soñadores diurnos, no tienen por lo general miedo, sí una gran necesidad de dormir. Presentan la más desesperada aunque paciente y plácida depresión. El tipo más grave es el enfermo soñoliento. Estar o no estar le da igual. Estas personalidades se dan mucho en escritores, músicos, artistas, inventores, son grandes escenógrafos. En una etapa de la adolescencia suele darse mucho el estado Clematis.

Dar clematis a las personas que les es difícil concretar. (Dar Clematis-Sweet Chestnut para no dormirse cuando se va en la ruta o se viaja en colectivo).

Señales físicas y de conductas: comas, lipotimia, exceso de sueño, desmayos continuos, delirios místicos, obnubilación, circunstancias en épocas que creemos estar viviendo las cosas como a través de una cámara de video. Sonambulismo. Sensibilidad a los ruidos. Vértigo. Dolor de cabeza al levantarse. Se despierta fácilmente y son de esos niños que desean ser llevados a otra habitación donde estén acompañados. Alzheimer.

Agotamiento mental con pérdida de memoria. Confusión de ideas. Se confunde al escribir o al hablar. Le cuesta recordar datos. Memoria empobrecida. El famoso estado clematis en etapas biológicas como la adolescencia y la vejez. Algunos casos de pérdida de audición o de visión, es una manera de aislamiento. Cansancio crónico es legendario. Esto se debe a que su vida se consume en su activa vida interior, quedando poca energía para ser usada en su parte física. Es como que si tuvieran pocos deseos de vivir. Su actitud es indolente, les encanta por lo general quedarse solos y hacer nada más que lo absolutamente necesario.

Algunos tienen la sensación de que la vida no tiene nada que los pueda sorprender, y que lo mejor es volverse a dormir, tal vez los pensamientos están con alguien que ha partido. Personas que se desmayan con frecuencia pueden ser clematis, es mejor evadirse de la realidad.

Correspondencia astrológica: Virgo/Piscis.

Virtud de la flor: conecta con el presente, ayuda a despertar las funciones intelectuales. Apertura para la percepción.

HONEYSUCKLE: (MADRE SELVA) "LA FLOR DEL PASADO"

Es oriunda de Holanda, antiguamente se la cultivaba como planta de adorno. La madre selva es símbolo del amor íntimo y profundo. Se la llama "la Flor del pasado".

Perfil psicológico: nostalgia/añoranza. Algo ha quedado fijado en el tiempo, búsqueda del pasado como un refugio seguro. Arquetipo del paraíso perdido. El pasado no tiene por qué ser lejano. Cualquier hecho traumático puede orbitar sobre nosotros. Puede ser la muerte de un familiar querido, el recuerdo de una imagen terrible, una relación frustrante afectiva, una separación no deseada. Es posible que dado nuestro poco interés en la vida presente retrocedamos al pasado a la búsqueda de tiempos supuestamente mejores.

Estas características emocionales también van asociadas a Star of Bethlehem, sólo que muchas veces esta flor sola no es suficiente para sostener hechos emocionalmente traumáticos del pasado. También hay que dar Honey suckle, junto con Walnut (por la adaptación al cambio) desde el primer día en que el niño deja su casa para asistir a clase, al principio de una separación afectiva, los primeros días de abstinencia al tabaco, alcohol, etc. Reminiscencia del pasado con pesar. No se conecta con el presente. Piensa en incidentes del pasado, a veces siempre el mismo.

Se despiertan agotados. Es útil cuando se van a trabajar sentimientos de odio, amor, junto con Willow porque ayuda a desprenderse del tono afectivo de los recuerdos que han producido el resentimiento.

Señales físicas y de conductas: para cualquier adaptación al cambio y cortar con el pasado. En caso de amputaciones, o pérdida de un órgano, etc. Depresión, amnesia.

Correspondencia astrológica: signos de agua. Principalmente a Cáncer, pero también concuerda con Escorpio y Piscis.

Virtud de la flor: ayuda a aprender de las experiencias del pasado sin aferrarse a ellas. Realidad.

WILD ROSE: (ROSA SILVESTRE) "LA FLOR DEL APÁTICO/RESIGNADO"

Es la flor emblemática del centro de Bach en Inglaterra. Los arqueólogos han confirmado que la rosa fue venerada por los sumerios, cretenses, egipcios y otras antiguas civilizaciones y siempre estaba dedicada a la gran diosa Afrodita. Es el símbolo de la naturaleza femenina. Siendo la planta de la Diosa del Amor, la fertilidad y el nacimiento.

Perfil psicológico: subexpresión/indiferencia. Para aquellas personas que sin una razón aparente se resignan a todo lo que les pasa y apenas se deslizan por la vida, tomándola como viene, sin hacer ningún esfuerzo por mejorar las cosas. Es como que han abandonado la lucha por la vida sin lamentarse.

La persona se entrega a una fuerza de inercia y quietismo. Personalidades que no participan, que están ajenos, no tienen motivación aunque siguen haciendo sus tareas cotidianas como autómatas. Esta flor es de mucha utilidad, cuando hay cansancio o apatía sin la existencia de un sufrimiento o un desgaste.

Falta de espontaneidad. Esta flor es de mucha utilidad para las cremas que son utilizadas para activar algún músculo atrofiado, piernas con déficit circulatorios, también ha sido utilizada en casos de impotencia.

Señales físicas y de conductas: letargo, apatía, abulia, cansancio, resignación, inapetencia, depresión, autismo, falta de libido. Estimulante de la sexualidad.

Correspondencia astrológica: es una esencia típicamente libriana, pero se la asocia también a los signos que se relacionan con el amor, Libra, Cáncer, Escorpio y Piscis.

Virtud de la flor: motivación. Restablece la energía vital, provee alegría, dinamismo e interés.

WHITE CHESTNUT: (CASTAÑO BLANCO) "LA FLOR DE LA MAQUINACIÓN MENTAL"

Flor proveniente de los Balcanes, se encuentra en toda Europa.

Perfil psicológico: repetición acelerada/obsesión. Para los que no pueden evitar que penetren en su mente pensamientos, ideas o argumentos que no desean. Suele darse cuando el interés por el presente no es lo bastante fuerte como para mantener la mente ocupada.

Los pensamientos que preocupan pueden permanecer, o ser desechados por un momento pero siempre retornar. La presencia de tales pensamientos quita la paz e interfieren con la capacidad de concentrarse sólo en el trabajo o en el placer cotidiano.

Obsesividad por medio de la duda que lo lleva a una parálisis de acción. Compulsividad de ideas torturantes que asaltan la mente. Personas monotemáticas generalmente con autoreproche o culpa. A veces no se trata de pensamientos sino de una imagen que se presenta como una diapositiva. Diálogo interno obsesivo que genera falta de atención y memoria, cansancio e insomnio.

Señales físicas y de conductas: ideas obsesivas, maquinación, ideas rumiantes. Toses imitativas, estornudos continuos, hipo y tartamudez. Insomnio. Hipocondría. En casos crónicos: repetición continua de un estimulo. Tics. Cabeza ocupada con ideas todo el tiempo.

Correspondencia astrológica: Virgo, Acuario, Tauro.

Virtud de la flor: claridad de pensamientos para evaluar el real valor de las cosas. Serenidad mental.

OLIVE: (OLIVO) "LA FLOR DEL AGOTADO"

Es nativa de la zona del Mediterráneo. En el monte de los Olivos, el Maestro Jesús recuperó sus fuerzas.

Perfil psicológico: agotamiento. El estado olive tiene mucho que ver con el sufrimiento, ya que en el 90% de los casos hay una causa comprobable de desgaste. Para aquellas personas que han sufrido mucho mental o físicamente. La vida cotidiana les representa un duro esfuerzo y no les genera ningún placer. Tras muchas preocupaciones, enfermedades, penas o largas luchas se sienten exhaustos, tienen la sensación de no tener ya fuerzas para combatir y a veces no saben cómo se mantienen aún en acción.

Este tipo de desgaste se da mucho en personalidades recias que se esfuerzan hasta el límite y que carecen de un buen registro de las necesidades de su cuerpo físico.

Un 10% de casos no tienen que ver con esfuerzos físicos ni con el sufrimiento, se trata de personas que consumen su energía en procesos evolutivos. Por ejemplo, en muchos casos donde empiezan un tratamiento con flores, los planos sutiles que se mueven traen aparejada una sensación de agotamiento físico, en este caso es aconsejable también administrar olive, tranquilizando al paciente, dejándole en claro que esto puede durar un par de semanas.

Señales físicas y de conductas: la palabra clave aquí es agotamiento, da igual que sea planta, persona o animal. Siempre se da cuando una persona gasta una energía extra, algo que lo hace salir de la rutina (trabajo de más, familiar enfermo, bebe recién nacido). Personas que han transitado un duelo muy importante. Grandes tensiones familiares, mudanzas, embarazos, anemias, divorcios.

Personas convalecientes de graves enfermedades, gente que sufre secuelas de patología o accidentes, debilitamiento. Van bien problemas circulatorios, várices, sabañones, en caso de músculos atrofiados. Dolor crónico de espaldas. Personas que fuman mucho o toman mucho café. Para los que sufren mucho mental o físicamente.

Correspondencia astrológica: Acuario/Leo, Tauro/Escorpio.

Virtud de la flor: fortaleza, "la regeneración y renovación de las fuerzas" permite reconocer su propio límite. Recanalizar y optimizar la energía disponible. Constituye el máximo aporte energético posible. Aportará toda la energía posible para recuperar lo recuperable.

MUSTARD: (MOSTAZA) "LA FLOR DE LA MELANCOLÍA"

Es oriunda del norte de Europa, la presencia de azufre en esta flor no se limita al polen sino que se apodera de toda la planta. Por medio del azufre el espíritu interviene en la conformación de la naturaleza y como en el universo hace lo mismo esta flor nos otorga esa conexión.

Perfil psicológico: nostalgia de algo perdido. Negra noche del alma. Personas que están expuestas a temporadas de tristeza o desesperación, como si estuvieran cubiertas por una fría nube oscura. Depresión súbita sin aparente causa conocida, tendencia a la melancolía. La persona siente como que va de una personalidad a otra. Sombríos, ven el lado oscuro de las cosas. Mirada fija como perdida. Este estado surge repentinamente, como ocupando un espacio vacante. Este vacío o espacio vacante está generalmente ligado a una desconexión de la personalidad con su lado interno. Es importante marcar que muchas personas sufren un estado atenuado del Mustard, no llegan a la depresión, pero sienten un estado profundo difícil de transmitir equiparable a la nostalgia de algo perdido, que por supuesto no se puede definir. Son como advertencias.

Señales físicas y de conductas: puerperio, amenorrea y menopausia. Desbalance hormonal, cefaleas, pérdida del deseo, marcada alteración en el peso corporal. Melancolía en pubertad.

Correspondencia astrológica: Piscis.

Virtud de la flor: ánimo. Maestro interior de mucha luz. Su propósito es reconducir la personalidad para conectarse con su yo interior.

Chestnut Bud: (Brote de Castaño) "La flor del error"

Es la misma planta que White Chestnut (castaño blanco), lo diferente es la etapa de crecimiento.

Perfil psicológico: repetición/no asimilación. Falta de observación. Para quienes no sacan provecho de la experiencia. Quienes tardan más tiempo en aprender las lecciones de la vida cotidiana. Por lo tanto muy a pesar suyo cometen el mismo error en diferentes ocasiones.

Aceleración. Pueden parecer atolondrados o torpes en sus movimientos. Los adultos son infantiles. Personas ingenuas a las que les cuesta darse cuenta de las intenciones de los demás. Personas que sólo pueden ver un sector. Mala relación con el aspecto cronológico. Repetición de errores. Se repiten errores de fondo, el mismo error con distintas parejas o trabajos. Suelen hacer preguntas tontas u observaciones indiscretas, aun a sabiendas de la repercusión desagradable que estos hechos reportan. Es básicamente la falta de interés en las circunstancias presentes.

En el tema asimilación, una personalidad Chestnut bud nos dice que no asimila las lecciones de la vida.

Señales físicas y de conductas: si la enfermedad es una llamada de atención de que la cosa no funciona y nuestra personalidad debe rectificar alguna actitud o sentimiento negativo y no lo hace, ¿por qué motivo deben cesar los síntomas?

No dice que esta flor es aplicable a personas que no mejoran en su tratamiento. En el caso de asimilación (por ejemplo en pacientes con anemia ferropénica, no asimilación de hierro). Cuadros cronificados o enfermedades que se repiten cíclicamente (en este último caso, agregar scleranthus). Algunos casos de trastornos visuales. En tratamientos psicoterapéuticos para asimilar lo visto. Discapacitados mentales o con problemas de aprendizajes (estimula al máximo las capacidades disponibles). Dislexia.

Correspondencia astrológica: Elemento aire.

Virtud de la flor: la esencia ayuda a procesar e integrar la experiencia. Trata el aprendizaje en todo sentido, tanto si es la lección de la vida, como si hay dificultades en estudiantes.

Remedios para los que sienten soledad

Para aquellos que por diferentes razones se sienten aislados, algunos por temor a involucrarse, otros por excesiva preocupación, por estar siempre muy ocupados tratando de llenar de ese modo su vida.

Walter Vaiolet: (Violeta de agua) la llaman
"la flor del orgullo"

Es una planta acuática que crece al sur y este de Inglaterra.

Perfil psicológico: aislamiento/rigidez. Autosuficiencia. Autocentramiento.

El mundo emocional que prevalece los obliga a ser personas muy distantes en el trato con el entorno, temiendo en el fondo ser rechazados. Personas por lo general inteligentes y talentosas. Orgullosas, rígidas y otras tantas veces con un talante aristocrático. Este grupo de personas muchas veces pertenecen al grupo de la soledad por iniciativa propia, es como que se sienten mucho mejor de ese modo. Rigidez, está dada muchas veces por dificultad o imposibilidad a amoldarse a las variables que impone la vida social.

En cualquier caso parecen ser personas que no necesitan nada de nadie. La vida afectiva a veces se torna difícil ya que tienen bloqueos en el momento de ceder territoriedad. Es muy celoso de su independencia, no quiere dominar ni ser dominado. Niños que suelen jugar solos, aprenden con facilidad pero tienen dificultad a la hora de trabajar en equipo. Generalmente la rigidez les impide beneficiarse de intercambios sutiles muy ricos para su crecimiento espiritual. Las oportunidades no suceden del modo que uno espera o en el momento que uno desea o dispone del tiempo para ello, generalmente se presentan de forma imprevista y para ello hay que tener disponibilidad, abstraerse de sus limitaciones. Flexibilidad. Desde afuera se puede percibir su exclusivismo de diferentes maneras, la solvencia, altruismo, inteligencia y buen criterio de estas personalidades atraen la admiración del entorno y por otra parte, las distancias o barreras que colocan unido a su autosuficiencia, pueden despertar antipatía.

A veces es una flor de difícil descubrimiento porque suelen darse estas características en personalidades muy sociables. "Soledad sin aislamiento", sentimiento de estar solo aunque esté siempre acompañado.

Señales físicas y de conductas: en cualquier patología que lleve a aislarse motriz o sensorialmente, problemas de pérdida auditiva o visual. Tensión muscular y enfermedades de tipo reumático. Desconsuelo con deseo de mantenerse alejado de los demás. Deseo de soledad por pena o agravio.

Correspondencia astrológica: Leo/Acuario.

Virtud de la flor: aporta alegría.

IMPATIENS: "LA FLOR DEL IMPACIENTE"
Es una flor nativa del Himalaya y de Cachemira.

Perfil psicológico: aceleración/rigidez/soledad.
La rigidez en Impatiens viene dada por dos causas:
a) la imposibilidad de relajarse, irritabilidad por pequeñeces, imposibilidad de refrenar su temperamento. La búsqueda de perfección;
b) la falta de flexibilidad al no poderse adaptar a un ritmo más lento y no tener paciencia con las personas o situaciones supuestamente lentas no puede esperar. Muchas veces esta actitud lo lleva a tener actitudes de crueldad.

Este último punto lo llevará a dejar de lado a los que no pueden seguir su ritmo y a aislarse para continuar acelerado, haciendo las cosas a su modo. Esta es la causa por la cual Impatiens forma parte del grupo de la soledad. Personas que quieren hacer todo a la vez. Se puede dar esta flor para cuando uno va tener una primera cita o alguna aparición en público. Para las personas que siempre llegan cinco minutos antes a la cita, o terminan la frase del otro.

Señales físicas y de conductas: taquicardias, espasmos, acidez, niños hiperquinéticos, hipertensión arterial, contracturas, insomnio, torticolis, ansiedad, cefaleas, tics, malos hábitos alimenticios. Todo tipo de dolor agudo. Constipación.

Correspondencia astrológica: Aries.

Virtud de la flor: este remedio funciona como relajante muscular, amplifica la capacidad para soportar el dolor, tranquiliza, permite lograr bondad, perdón.

"Esta esencia enseña que la rapidez adquiere sentido cuando es en función de los demás, con el único objeto de ayudar, porque entonces se transforma en eficiencia".

HETHER: (BREZO) "FLOR DE LA PEGAJOSA"

El Dr. Bach la descubrió en Gales y en Escocia. Es una planta que sobrevive en la soledad, a medida que se expande va asfixiando a otras plantas.

Perfil psicológico: narcisismo/inhibición. Autocentramiento excesivo. **Vampirización energética:** absorben la atención, el tiempo y la energía de los otros. Hether interno cuando una enfermedad o alguna situación se transforman en el centro de atención de la vida de la persona. Siempre buscan la compañía de alguien disponible, necesitan discutir sus propios asuntos con los demás sin importarles quiénes sean. Son infelices si tienen que estar solos por mucho tiempo. Son muy habladores y poco escuchadores. Exceso de autobservación, estar todo el tiempo observándonos continuamente el ombligo, esto nos lleva obligadamente al aislamiento, a la falsa sensación de ser una isla en donde lo único importante son nuestros problemas. Habla muchas veces de un patrón severo de falta de afecto, carencias afectivas, miedo a la soledad, egocentrismo.

Señales del cuerpo: hipocondríacos, histeria (muy útil al principio de un tratamiento cuando cualquier circunstancia lo lleva a pensar que pueden ser las flores, dolencias cardiacas, palpitaciones causadas por la ansiedad, jaquecas palpitantes, indigestiones. Es muy común en la adolescencia. Habla constantemente de sus malestares físicos.

Correspondencia astrológica: Leo, por estar regido por el Sol.

Virtud de la flor: integración. Otorga la posibilidad de sentirnos partes de un todo, único organismo viviente en el que ninguna parte es más importante que otra. Nos permite de esta manera fluir más libremente.

REMEDIOS PARA HIPERSENSIBLES A INFLUENCIAS E IDEAS AJENAS

Este grupo utiliza diferentes máscaras para sobrellevar sus penas, postergándose cada día provocando mucha dificultad en las relaciones interpersonales, armando situaciones engañosas que cubren la realidad, bloqueando la posibilidad de vínculos placenteros y positivos.

AGRIMONY: (AGRIMONIA) "LA FLOR DEL BUEN HUMOR"
Esta flor es llamada popularmente "Campanario de Iglesia" y se encuentra por toda Europa.

En la mitología es un árbol consagrado a la Diosa del Amor, Venus.

Perfil psicológico: inquisidor/máscara.

Son personas que por lo general muestran un carácter alegre y despreocupado, que esconden un estado de ánimo agitado. En la superficie parecen despreocupados pero se trata de una fachada jovial que disfraza las preocupaciones internas, las cuales rara vez se hablan. Como poseen un exquisito sentido del humor resultan una excelente compañía. En realidad desean y procuran con todas sus fuerzas estar acompañados como medio para escapar y olvidarse de sus pesares.

Un aspecto poco divulgado de Agrimony es que el conflicto del cual huyen, generalmente, debe permanecer no sólo oculto para los otros sino también para sí mismos.

En la huida de sí mismos buscan armonías en paraísos artificiales. Perseguidos, este es el aspecto más misterioso de esta flor. Bach expresa: "[...] frecuentemente encontramos que están preocupados por alguien que los atormenta, aunque su perseguidor se encuentre en otro plano de vida".

Son personalidades dogmáticas, muchas veces se sienten atraídas por el ocultismo y la magia. Están siempre haciendo algo. Necesitan dormir poco. Se jubilan a edad avanzada.

Señales del cuerpo: adicciones, como el alcohol, la comida, la droga, el juego, bulimia, tiene una neta propensión al descontrol. Torturas de todo tipo psíquico y físico. Dolor de muela, úlcera en algún lugar del físico. Afrontar algo que no se quiere. Es de gran ayuda en esos casos que posponemos y no queremos afrontar algo (divorcio, una decisión importante, etc.) Ansiolítico. Obesos. Negación maniaca. Personas que hablan dormidos. Insomnio debido a la inquietud y la ansiedad. Sensación de vacío u opresión en el pecho. Necesidad de moverse. Mal dormir en las noches, le cuesta conciliar el sueño. Se despierta muchas veces.

Correspondencia astrológica: Sagitario.

Virtud de la flor: aporta paz, apertura, honestidad.

Centaury: (Centaura) "flor del sometido" por la imposibilidad de ser libre de ataduras invisibles

Es una planta nativa de Gran Bretaña que se caracteriza por crecer donde otras no pueden.

54

Perfil psicológico: debilidad/sometimiento. Es de las personalidades a las que todo el mundo acude porque les es difícil decir no. Cede para mantener la paz, muchas veces en lugar de hacer lo correcto, porque no quiere luchar, tiene buenas intenciones, pero estas son utilizadas de una manera pasiva. Toma la postura del felpudo. Son en exceso serviciales, incluso cuando están enfermos ayudan a los demás.

A veces uno es su propio esclavo, no siempre se es a otra persona, sino a una enfermedad que no nos permite crecer internamente, a una actitud, etc.

Señales del cuerpo: depresión, cansancio, tristeza, hipersensibilidad, miedo, incertidumbre, abusos, anorgasmia, debilitamiento energético, indicado en convalecientes, adicciones, para dar vitalidad a las plantas. Palidez, languidez, falta de vitalidad, laxitud, agotamiento. En el síndrome de abstinencia.

Correspondencia astrológica: Libra/Piscis.

Virtud de la flor: aporta fortaleza, ayuda a los demás de igual a igual, y los ayuda a participar en grupos sin tener que renunciar a sus propias personalidades.

WALNUT: (NOGAL) "LA FLOR DE LOS CAMBIOS"

El nogal es un árbol nativo de Europa y Asia, alcanza 30 m de altura y florece por primera vez después de 24 años.

Perfil psicológico: protección/cambio. El nogal tiene una relación fuerte con los difuntos y el pasado pero como símbolo de renovación y fuerza que rompe con lo viejo. La esencia floral: quiebra todos los hechizos, las convenciones programadas, las enseñanzas de los padres, de la escuela y los medios de comunicación. Adaptación al cambio: la esencia combate la resistencia que podamos oponer a las nuevas condiciones que la vida nos impone. Para mudanzas, para alguien que recién se jubila, para los niños que van a empezar su primer día de clase, etc.

Corte/decisión: decisiones trascendentales. Puede incluso que esa decisión ya esté tomada pero falta el empujón final, una especie de salto al vacío. Ayuda a cortar con las ataduras que nos detienen. Revertir situaciones de atropamientos, sean estas hereditarias, o no. Protección de influencias negativas: nos protege de toda influencia negativa, provenga de personas, astros, gérmenes, energías, agentes físicos, etc. Muchos terapeutas mezclan en un vaporizador agua con Walnut y Crab Apple, para proteger y limpiar el aura y su lugar de trabajo. (En ese caso sólo se usa en un vaporizador de 250 ml, 10 gotas de cada flor). Puede ser utilizado en cualquier ambiente que uno sienta que está cargado de una energía que le resulte molesta. Como protector solar en cremas.

Señales del cuerpo: vulnerabilidad exacerbada. Falta de voluntad, determinación y carácter para la concreción de logros y proyectos.

Para adaptación a las prótesis, para cuando se rechaza un implante, en la menopausia, en el embarazo, en niños en etapa de cambios, en adicciones. Hemorragias (es un hemostático potente). Se ha aplicado en cortes domésticos de pequeño o mediano calibre aplicándolo directamente del set. En hemorragias posextracción dentaria, en hemorragias nasales (ingerido o aplicándolo con una gasa en la nariz), en todos los casos actúa cortando o minimizando la hemorragia.

Correspondencia astrológica: Acuario.

Virtud de la flor: protección y constancia.

HOLLY: (ACEBO) "FLOR DEL AMOR ODIO"
Es un arbusto nativo de Gales y alcanza un metro de altura.

Perfil psicológico: amor/odio. Personalidad desconfiada, suspicaz, se ofende con facilidad, siente que otros siempre la perjudican, rabia, irritación, odio, siempre tiene una justificación para sus deseos de venganza. Están constantemente a la defensiva, siempre sospechando. Sentimientos de celos, envidia, resentimiento. Sentimiento de no haber sido querido lo suficiente.

Son personas que suelen sufrir mucho, aunque no exista en el afuera una causa real aparente para su desdicha. Personas muy tensas por el odio contenido. Padecen distintas formas de vejación.

Es una flor reactiva, moviliza el cuerpo emocional. Es aconsejable para desbloquear estados emocionales anclados, provocados por diversas circunstancias, violación, agresiones constantes, nacimiento de hermanos, infidelidad.

Nos protege de las influencias negativas internas.

Señales del cuerpo: frigidez, enfermedades de tipo inflamatorio o afecciones cutáneas dolorosas. Anorexia. Paranoias. En pacientes psicosomáticos para eliminar la autoagresión.

Correspondencia astrológica: Escorpio (Plutón-Marte).

Virtud de la flor: nos conecta con el amor universal. Es una flor reactiva, moviliza el cuerpo emocional.

Holly protege a los que son fácilmente influenciables. Proteje a los niños de padres, maestros, familiares o pares, despóticos. Ayuda a los niños a compartir.

REMEDIOS PARA LOS QUE SUFREN POR OTROS SOBREPROTECCIÓN

En este caso nos encontramos con personalidades muy estructuradas que ante cualquier circunstancia o persona que atenta contra sus opiniones altera y potencia sus síntomas.

Susceptibles e hiperpreocupados por los actos, pensamientos y decires de los otros, preocupación que tiene por finalidad no ocuparse de sí mismo.

CHICORY: (ACHICORIA) "FLOR DEL AMOR POSESIVO"

Crece al sur de Inglaterra, abre sus flores a las seis de la mañana y tipo once las cierra. Cuando está nublado no las abre.

Perfil psicológico: congestión/retención. Miedo a la soledad afectiva, a perder influencias y fidelidades. Demanda afectiva que se transmuta en atención obligatoria e inmediata. Personas que quedan atrapadas emocionalmente en sentimientos posesivos, dependientes por miedo a perder, retienen a sus afectos manipulándolos.

Como familiar o amigos son muy exigentes y a pesar de que no siempre se advierte, producen un gran drenaje de vitalidad.

Para los que están muy atentos a las necesidades de otros, tienden a cuidar con exceso a los niños, a sus familiares o amigos. Quieren que aquellos de los que se ocupan permanezcan siempre junto a ellos. Son malos oyentes, siempre desviando la conversación a sus propios intereses. Están llenos de autocompasión, meten mucho ruido con sus problemas y simulan malestares para que los demás se ocupen de ellos.

Señales del cuerpo: enorme variedad de síntomas porque la enfermedad juega en este tipo de personalidades una herramienta de manipulación. Enfermedades cardiacas, cualquier patología asociada a la retención, estreñimiento, problemas de vejiga, retención de líquido. Mucho apetito. Retrasos menstruales, problemas ginecológicos, migrañas, cuadros alérgicos, problemas dermatológicos y endocrinológicos (diabetes).

Correspondencia astrológica: Escorpio/Cáncer.

Virtud de la flor: amor incondicional. Desapego.

VERVAIN: (VERVENA) "LA FLOR DEL ENTUSIASTA"

Nativa del Mediterráneo y en la mitología era utilizada para alejar todos los males.

Perfil psicológico: sobrexpresión. El Vervain prima el idealismo inflamatorio sin una base organizativa estable que lo sustente. Hay muy poca conciencia de la disponibilidad energética física con la que cuenta. Ahí es donde se producen las rigideces y el agotamiento. Nadie puede esperar de un Vervain diplomacia, su rigidez intolerante se lo impide. Son personas de ideas fijas y están seguros de tener siempre la razón y cambian rara vez. Tienen gran deseo de convertir a los demás. Tienen gran fuerza de voluntad. Participan de grandes ideas perdiendo de vista la realidad. No les cabe la indiferencia, suelen ser fanáticos.

Señales del cuerpo: cualquier proceso inflamatorio, agudo, acné, forúnculo, muela, herpes, otitis, etc. Hipertensión arterial, rigidez, agotamiento, pinzamiento cervical o lumbares, ciática, hombros dolorosos. Tensión predominante en la parte superior de la espalda, hombros y cuello. Estrés, problemas circulatorios.

Correspondencia astrológica: Leo/Acuario, Sagitario/Géminis.

Virtud de la flor: moderación.

VINE: (VID) "FLOR DEL DOMINANTE"

Es un árbol nativo de Europa y Asia. Es una planta trepadora extremadamente fuerte, la planta se aferra a su huésped con zarcillos, es decir se sostiene a expensas de otros, aunque carece de tronco, es una planta longeva.

Perfil psicológico: dictador/dureza. Estas personalidades están seguras de saber lo correcto para sí como para los demás y de cómo deberían hacerse las cosas, se vuelven críticos y exigentes. Quieren hacerlo todo a su manera. Incluso en la enfermedad dirigen su propio tratamiento.

Dominantes, arrogantes, omnipotentes, inflexibles, líderes. Despliegan una actitud dictatorial. Por lo general son personalidades que esconden inseguridad y soledad. Físicamente tensas, con ideas y opiniones fijas. A veces con algunas tendencia sádicas y masoquistas. Durezas hacia fuera, infunden temor. En un caso positivo es el poder constructivo, en lo negativo es el destructor, no importan los medios, lo que importa es el poder. Es muy frecuente que en una personalidad se den conjuntamente la característica Centaury/Vine. Es el típico empleado que en su trabajo es el sumiso empleado y en su casa se transforma en una persona dictatorial con su familia o viceversa. En estos casos es bueno aplicar Centaury+Vine+Scleranthus.

Otro dato poco conocido es que Vine se utiliza para acelerar la germinación de semillas en jardinería: Olive+Hornbeam (como aporte de aceleradores energéticos)+Vine (como rompedor de la dureza implícita en la semilla). Vine es duro con los demás.

Señales del cuerpo: hipertensión arterial, estrés, patologías de la columna, dolores musculares, depresión, irritabilidad. Abscesos, quistes, forúnculos, fístulas. En germinación de semillas.

Correspondencia astrológica: Aries/Leo /Escorpio (fuerte influencia del planeta Marte).

Virtud de la flor: sirve para romper la corteza de dentro hacia fuera. Servicio/respeto.

Beech: (haya) "la flor del intolerante"

Es un árbol nativo de Europa cuya corteza es delgada y lisa, muy sensible a la luz del sol y a los cambios de temperatura. El crecimiento horizontal de sus ramas y la disposición de sus hojas determinan que por debajo de ellas filtre poca luz solar y agua de lluvia provocando la creación de bosques sombríos donde pocas flores pueden subsistir.

Perfil psicológico: intolerancia/irritación/rechazo. No acepta lo distinto, le cuesta aceptar la diferencia de opiniones, ineficiencia y la incapacidad ajena. Es hipercrítico con él y con los demás. Es duro hacia fuera y hacia dentro. Es talentosa pero no se permite equivocarse y está llena de prejuicios. No soporta las críticas. Les cuesta expresar los sentimientos porque esto significa sensibilidad. Su soberbia y su arrogancia hace muchas veces que los demás tomen distancia. Debemos admitir que hay mucha más gente de la que normalmente admite que para sentirse "alguien" necesitan creer que otros están por debajo.

El trasfondo de un Beech puede provenir de un chicory, en este caso su miedo a la soledad, veremos una personalidad más sufrida, que se autocompadece y resulta más accesible al trato humano. O puede provenir de un Walter Violet, adquiriendo protagonismo mediante la crítica y la intolerancia pública, contiene intacto su sentimiento de superioridad, autonomía y orgullo. Que se maneja libremente en soledad.

Señales del cuerpo: alergias, enfermedades de la piel. La piel como primera barrera defensiva, es un terreno ideal para demostrar intolerancia, por lo que beech forma parte de todas las cremas utilizadas en procesos dermatológicos agudos provenientes o no de alergias, problemas digestivos, tos irritativa, insomnio, trastornos respiratorios, rinitis alérgicas, hemorroides, conjuntivitis.

Correspondencia astrológica: Virgo.

Virtud de la flor: ayuda a desarrollar la perspicacia intelectual y enseña a ponerse en el lugar del otro.

Rock Water: (Agua de roca) "la flor del fanático"

Se trata de una esencia preparada con agua de manantial que aún permanece en estado natural.

Perfil psicológico: inflexibilidad/cristalización. Personas demasiado estrictas en su modo de vivir, se niegan muchas alegrías y placeres porque consideran que van a interferir en su trabajo y originalmente por seguir ideas tan rígidas se resisten al cambio. Son severos maestros de sí mismos. Ideas y opiniones fijas. Pensamiento lineal que se jacta de pensar lo mismo hoy que hace veinte años. Falta de compasión. En estas personalidades el aislamiento está dado para evitar interferencias que lo aparten de su camino. Autocontrol. Miedo.

Señales del cuerpo: rigidez física y mental. Cualquier tipo de cristalización física o emocional. Patologías articulares crónicas de tipo fijación vertebral, anquilosis, rigidez no inflamatoria. También en procesos degenerativos como la artrosis siempre que no predomine la inflamación (vervain) y en los casos en que no haya pinzamiento de disco. También aplicable la hora de trabajar en ciertos tumores benignos autolimitados de consistencia dura, como miomas o fibromas uterinos, en cataratas y glaucomas (combinada con Star of Bellen y Water violet). Para ser tenida en cuenta con arteriosclerosis, litiasis renal, hepática y gota (precipitación de cristales de ácido úrico que se depositan en las articulaciones).

Correspondencia astrológica: Tauro/Capricornio/Virgo.

Virtud de la flor: aporta flexibilidad de criterio y una comprensión más profunda.

REMEDIOS PARA LOS QUE ESTÁN DESESPERADOS Y ABATIDOS

El factor común de este grupo es la imposibilidad de salir de un estado paralizante y doliente, que los ata a un circuito sin fin de involución y destrucción.

LARCH: (ALERCE) "LA FLOR DE LA ESTIMA"
Proviene de Europa central.

Perfil psicológico: inferioridad/superioridad. Incapacidad/exceso de confianza. Se recomienda en los casos en que las personas no se arriesgan porque básicamente son pesimistas, evalúan tanto las situaciones que se autolimitan y temen muchas veces quedar en ridículo delante de los demás. Es una esencia que forma parte de la fórmula de examen. Es un estado que se da mucho en la infancia, como resultado de algunos adultos que disminuyen o avergüenzan en público a sus niños. El larch se monta mil excusas para no afrontar situaciones, conlleva una gran dosis de autojustificación y se apoya en una base bastante dialéctica. Su alegato está bien estructurado aunque naturalmente parta de una premisa falsa.

Señales del cuerpo: incapacidad de miembros, generalmente por traumatismo o embolia. En incapacidad sexual. Secuelas de accidentes cardiovasculares. La esencia tiene aparentemente una estrecha conexión con el chacra de la garganta y con trastornos de comunicación.

Correspondencia astrológica: es una flor típicamente capricorniana, pero también se aplica a Tauro y Virgo.

Virtud de la flor: enseña a evaluar las situaciones contemplando otras posibilidades y ayuda a desarrollar la perseverancia.
Esta flor logra que la persona se sienta autocentrada.

PINE: (PINO) "LA FLOR DEL CULPABLE"

Es un árbol nativo del Asia y Europa. En mitología estaba consagrado al Dios Dionisos, dios del vino y de la vid.

Perfil psicológico: culpa/autoagresión. La personalidad Pine se siente responsable por lo que sucede incluso a otros, en general le cuesta perdonar los errores, tiende al autoreproche y resentirse consigo mismo por sus equivocaciones. Sentimiento de culpabilidad que puede generar una sensación de no merecimiento y redención mediante el castigo. El castigo puede ser no disfrutar, o elegir relaciones personales, laborales o afectivas insatisfactorias.
Los sentimientos de culpa anulan la posibilidad de desarrollo y bloquea la continuidad en los vínculos. Esta flor es esencial en todos los casos en que es necesario aprender a perdonar, porque para poder perdonar a los demás principalmente hay que perdonarse.

Para reflexionar: Bach dice: "Quizás no sean los errores de esta vida, de este día de clases, lo que estamos combatiendo, y aunque en nuestras mentes físicas no seamos plenamente conscientes de las razones de nuestros sufrimientos, que pueden parecernos crueles y sinsentido, nuestras almas conocen el propósito final y no están guiando hacia lo más conveniente".

Señales del cuerpo: en todas las enfermedades congénitas y autoinmunes. En las enfermedades que subyace una agresión, sida, soriasis, esclerosis múltiple, cáncer, etc. Patologías de espalda, columna vertebral, hombros y cuellos.

Correspondencia astrológica: Capricornio/Virgo (pero es muy útil para tratar características de Escorpio/Piscis).

Virtud de la flor: enseña a comprender más al ser humano y a perdonar y perdonarse.

ELM (OLMO) "LA FLOR DEL FUERTE/DÉBIL"

Los olmos son árboles de frondosa copa que viven hasta 500 años y poseen la majestuosidad del roble. No forman bosques cerrados, sino que prefieren estar solos o en pequeños grupos.

Perfil psicológico: desbordamiento/rigidez.

Persona que se siente importante. Visión idealizada de uno mismo que genera preocupación por no defraudar a los demás. (Ejecutivo agobiado, ama de casa estresada, escolar desbordado).

Son personalidades que normalmente tienen la fuerza para hacer todo, pero se olvidan de sus necesidades personales y de que tienen límites físicos, por lo que generalmente pueden entrar en crisis por agotamiento.

Desborde producido por el exceso de responsabilidad y temor de no estar a la altura. La rigidez del Elm tiene su origen en ser flexible a los acontecimientos.

Por lo general un Elm rehabilitado debe luchar con una dificultad adicional, ya que la imagen que ha proyectado es difícil de modificar a corto plazo. Ya que es de las personas en la que mucha gente de su entorno se ha acostumbrado a depositar su desidia o irresponsabilidad. El Elm a diferencia del Oak tiene inquietudes y sabe disfrutar de su tiempo libre. El Oak trabaja por obligación.

El Elm no duda de su capacidad, sólo duda de cómo estar a la altura de una circunstancia que se escapa de su control por alguna situación ajena a él.

Señales del cuerpo: cansancio, estrés. En todo tipo de dolores fuertes que generan desbordes: dental, de oído, neuralgia, cólicos renales, hepáticos, menstruales, digestivos, etc. En dolores de movilización en los que uno le exige a un miembro que cumpla con su obligación: una pierna, una mano, un brazo. Accidentes cardiovasculares.

Correspondencia astrológica: Tauro.

Virtud de la flor: esta esencia revitaliza y enseña a ver los problemas en su verdadera proporción. Permite pedir ayuda o delegar o compartir responsabilidades.

SWEET CHESTNUT: (CASTAÑO DULCE) "LA FLOR DE LA MELANCOLÍA"
Es un árbol imponente que alcanza hasta los 35 metros de altura. Los indios de América usaban la corteza del árbol como antídoto para las mordeduras de serpiente, gracias al alto contenido de taninos que contrarrestan las sustancias venenosas.

Perfil psicológico: "La negra noche del alma".
Cuando la mente o el cuerpo se encuentran al límite de sus fuerzas. En realidad es un estado aumentado de Agrimony.

a) Generación interna. El estado Sweet Chestnut equivale a "tocar fondo", representa una situación existencial donde el individuo se ha desconectado tanto de sí mismo que se ha quedado sin soporte. Las personas que necesitan de esta flor están siendo probadas hasta el máximo de sus resistencias, a través del intenso sufrimiento, la personalidad logra trascender o avanzar.

b) Generación externa. El desencadenante es externo. La muerte de un ser querido, ruptura afectiva, etc.

Señales del cuerpo: en este caso está comprometido todo el cuerpo. Uno no da más.

Virtud de la flor: liberación y transformación. Muerte y resurrección.

Correspondencia astrológica: Sagitario/Escorpio.

Start of Bethlehem: (estrella de belén) "La flor del Shock"

Esta flor es oriunda del Mediterráneo y está muy difundida en Oriente. Esta flor y las Azucenas forman una estrella de seis puntas. Simbolizan la armonía perfecta entre los elementos.

Perfil psicológico: resistencia/rigidez. Para los que sufren un gran malestar debido a acontecimientos que le han producido un gran dolor. El *shock* causado por graves noticias, la pérdida de un ser querido, el susto que sigue a un accidente, etc. Alivia a quienes por un tiempo se niegan a aceptar consuelo.

Para que haya un estado de *shock*, debe haber un nivel de resistencia, esta resistencia es aplicable a todos los planos, físico, mental, emocional, energético, aúrico, etc.

Cualquiera de nuestros cuerpos sutiles puede sufrir un *shock*, determinando un corte energético. Al *shock* seguirá una cicatriz, puede ser en una mano, una extremidad, nuestro sistema emocional, el alma, en nuestros cuerpos sutiles, etc. O en todos al mismo tiempo. El trauma puede ser consciente o inconsciente, reciente o antiguo. De hecho el nacimiento representa un *shock* que no unifica a todos. Muchas veces creemos que un trauma está resuelto; en realidad estaba suprimido por algún mecanismo mental, basta cualquier pequeño acontecimiento cotidiano para que el trauma aflore a la conciencia creando desconcierto y angustia.

Señales del cuerpo: para cualquier clase de *shock*, situaciones de parto, preparto, quirúrgica o prequirúrgico. Para el recién nacido por *shock* de nacimiento. Fundamental en psicosis, en síntomas de fobias que aparecen después de un accidente o situaciones traumáticas. Durante el síndrome premenstrual. Enfermedades autoinmunes y de la sangre. Psoriasis, distonia muscular, caída del cabello, problemas de identidad en la adolescencia.

Correspondencia astrológica: todas. Es un estado anímico no correspondiente a una personalidad en particular sino eventual debido a circunstancias imprevistas.

Virtud de la flor: sellador de pérdida de energía psíquica. Integrador de la personalidad. Estructura, organiza y suelda toda ruptura del campo energético.

WILLOW: (SAUCE) "LA FLOR DEL RESENTIMIENTO"

Es una flor oriunda de Gran Bretaña. En mitología se lo consideraba un árbol de adivinación. Se dice que Hipócrates calmaba sus dolores con maceración de Willow.

Perfil psicológico: resentimiento/perdón. Personas que se sienten víctimas de circunstancias injustas, culpa a la vid, al destino y/o a los demás de todo lo que les pasa, su resentimiento proviene de sentirse agredida y abusada.

Esta flor es indispensable utilizarla cuando cualquiera presenta la actitud de víctima de las circunstancias o en la relación amor-odio. Porque para poder perdonar y perdonarse uno debe reconocer el papel que tiene en su propio destino.

Personalidades desconfiadas, incapaces de reconocer mérito o el esfuerzo ajeno.

Willow es el que se va guardando y destilando en la oscuridad. Es el resentimiento callado y constante que va obstruyendo nuestros circuitos energéticos.

Señales del cuerpo: artrosis, problemas de rigidez articular con dolor. Retención de líquidos. Patologías crónicas de piel. Psoriasis. Problemas intestinales.

Correspondencia astrológica: Piscis/Escorpio.

Virtud de la flor: perdón. Esta flor ayuda a transformar a la víctima en maestro.

CRAB APPLE: (MANZANO SILVESTRE) "FLOR DE LA LIMPIEZA"

Se encuentra en Gran Bretaña, es considerada el antibiótico del sistema floral de Bach.

Los celtas y germanos consideraban al manzano como un árbol sagrado, como símbolo de la inmortalidad y la fuerza, sus flores representaban el amor y la fertilidad. Era uno de los siete árboles más sagrados del bosque de los Druidas.

Perfil psicológico: limpieza/impureza. Es una flor de limpieza, desintoxica y es depurativa, limpia tanto en el plano psíquico, espiritual y energético. Esta flor también es aplicable para cuando uno tiene una visión distorsionada de su personalidad. Ante el sentimiento de vergüenza y baja estima debido a un defecto real o no, físico o no, a marcas de algún accidente que desarrolla un sentimiento de minusvalía, de inferioridad, deben administrarse Crab y Larch.

Muchos casos de timidez e inseguridad tienen una base por lo que es bueno indagar en el paciente cuál es la imagen que tiene de sí mismo, para no confundir con Mimulus.

En el caso de obesidad es un depurativo, el remedio no trata el origen de este desajuste, lo que sí hace es ayudar a que se sienta una persona igual de válida que cualquier otra. Tiene características de minuciosidad, es obsesivo por la limpieza, el orden, esta no se refiere a su limpieza física, sino a la perfección en el exterior.

En las personalidades de carácter Crab apple existe un excesivo temor a contagio y a las enfermedades, lo que puede transformarse en una paranoia. (En esto además de Crab requiere la toma de White Chestnut). En cualquier tipo de obsesión relacionada con la materia.

Señales del cuerpo: en cualquier caso de intoxicación. Es el antibiótico del sistema. Desintoxica y depura. En casos de bulimia/anorexia. Sentimientos de vergüenza por la corporalidad (obesidad). Cualquier problema de dermatología, siempre que queramos desprendernos de algo, quiste, tumor, psicosis, paranoia, hipocondría, desintoxicación de drogas, dietas, ayunos, diarrea, vómitos, retención, constipación, violaciones, trastornos de la sexualidad. Está comprometido todo el cuerpo, especialmente la piel, el sistema digestivo y las mucosas.

Correspondencia astrológica: Elemento tierra.

Virtud de la flor: devuelve el sentido de la proporción.

OAK: (ROBLE) "LA FLOR DEL TENAZ"

Árbol emblemático nativo de Inglaterra. En la mitología estaba consagrado a Zeus y a Hércules. Se dice que los robles mueren de pie, que sólo la fuerza de un rayo puede tumbarlos. Se lo puede considerar un árbol muy hospitalario, ya que es el asiento de todo tipo de especies animales y vegetales. Es el verdadero puntal que sostiene todo un ecosistema a su alrededor.

Perfil psicológico: temperamento espartano: "la vida es una lucha". Aspecto masculino del alma: tenacidad, fortaleza y resistencia.

Personas que son luchadoras incansables, que aunque no lo expresen necesitan el reconocimiento del otro por sus esfuerzos. Suelen ser el apoyo de los más débiles en tiempo de crisis. Son personas que luchan con todas sus fuerzas, luchan para sentirse bien. Se enojan consigo mismas por estar enfermas, porque la enfermedad no les permite una participación activa en el trabajo y aunque creen muchas veces que no hay esperanzas de ponerse bien, luchan con todas sus fuerzas para recuperar la salud y volver a ser útiles.

Son de los enfermos que se enojan por no sanar rápido y se enojan por estar enfermos, porque molestan a los demás, porque no pueden hacer su tarea cotidiana. Al no poder participar a su voluntad se sienten unos fracasados, estos pacientes nunca le echan la culpa al otro sino que cargan las responsabilidades sobre sí mismos.

Para ellos la diversión es algo que los distrae de sus obligaciones.

Puntal donde se apoyan muchos. No ceden ni se desaniman nunca, se creen imprescindibles.

Señales del cuerpo: estrés por necesidad de rendimiento permanente. Hipertensión, cefaleas, palpitaciones, hernias discales, depresiones, infarto previo, cansancio. Embolias.

Correspondencia astrológica: planeta Saturno (Capricornio-Acuario-Leo).

Virtud de la flor: le permite descansar, conectarse con el lado femenino del alma para poder equilibrar. Aprender a entregarse y recibir ayuda de los demás.

Infaltables en cualquier botiquín

Rescue remedy "rescate flor de emergencia"

El Rescue Remedy es la gran fórmula, está compuesta por cinco flores y se considera como una sola flor. Su efecto es el control del bloqueo y dispersión energética que se produce en situaciones de emergencia, que son comunes tanto en humanos, como en animales o plantas. Se recomienda en casos en que la persona está sufriendo una extrema tensión psíquica y física.

También es aplicable en tratamientos esporádicos en bebés, animales y plantas domésticas. El rescate aporta una base de equilibrio, que permite asimilar el tratamiento de fondo. En este sentido se puede compatibilizar con otras flores, pudiendo emplearse hasta tres meses.

Siempre que se la utilice, su dosificación es de dos gotas. El efecto de Rescue se considera tanto desde el prisma del efecto de cada una de sus flores por separado, como una sexta flor de características propias. Aunque el rescate es una terapia concentrada en sí misma, muchas veces hay una característica más preponderante y debe usarse una flor del compuesto aparte del Rescate.

Componentes del rescue: Rock Rose, Clematis, Impatiens, Cherry Plum, Star of Bethlehem.

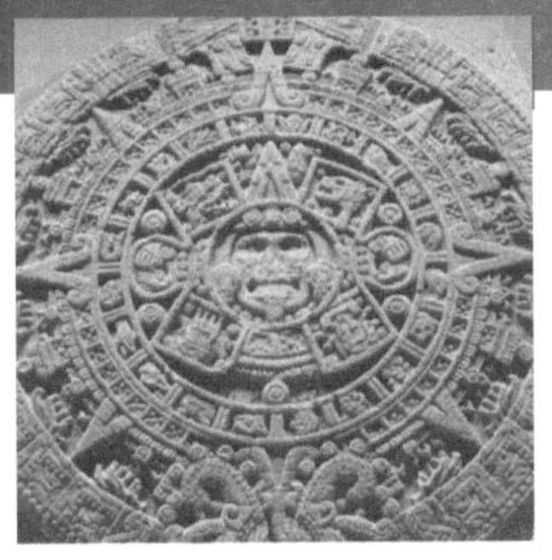

Los mayas, una herencia

2013 UNA COMBINACIÓN INTERESANTE

Cada uno de nosotros tiene un punto interno de magia, que no se despierta desde la razón, sino que se ilumina día a día abriendo la puerta de nuestra alma, con la llave adecuada y una de esas llaves puede ser, entre otras, el "Calendario Maya".

Por lo tanto mi intención es la de tratar de transmitir a través de las páginas de este capítulo de una manera sencilla y clara los elementos que lo componen, y cómo asociarlo a nuestro cuerpo para de este modo intentar ver algunas de las señales que nuestra alma emite a diario. Para intentar organizar nuestro andar cotidiano de acuerdo a ellas y poder aunque sea por una fracción de segundo saber hacia dónde vamos, quiénes somos, qué deseamos y qué podemos hacer con todo ello.

Cada día llega a nuestro planeta una combinación de un tono y un sello solar, lo que nos da un total de 260 posibilidades de combinaciones. Una combinación de 20 sellos o Kines x 13 tonos, que conforman el Tzolkin o Calendario sagrado Maya.

Cada uno de estos 20 sellos o Kines combinados con los 13 tonos nos representan a nosotros individualmente como personas, pero como también forman parte de un todo y nosotros somos ese todo y el movimiento se demuestra andando, estos sellos están asociados con cada uno de nuestros dedos tanto de la mano como de los pies y los tonos a las articulaciones de nuestro cuerpo.

Lo meridianos que les comento a continuación con cada uno de los sellos, son los de la medicina china. Cuando alguno de estos síntomas se nos presenta, puede ser que estemos desarmonizados en algún área, por lo tanto podemos mejorar si meditamos sobre el sello del que habla, lo mismo es válido para tener en cuenta si nos accidentamos algunos de los dedos tanto del pie como de la mano.

MERIDIANOS:

A continuación, para que les sirva de guía, les detallo un pequeño resumen de las afecciones que se destacan cuando el funcionamiento está alterado y de las emociones que las provocan.

· **Pulmón:** Catarro, mucosidades, asma, bronquitis, neumonías. Son provocados generalmente por baja autoestima, depresión y tristezas.

· **Intestino grueso:** Constipación o diarrea, hemorroides, congestión nasal, son provocados por la incapacidad de expresar las emociones. Apegos a objetos del pasado o situaciones dolorosas, instinto de acumulación.

· **Corazón:** Tartamudeo, excesivo calor o frío en manos, palmas húmedas, peso en el pecho, infartos, son provocados por excesivas tensiones nerviosas, problemas sentimentales.

· **Intestino delgado:** Dolores de muñecas, codos, cervicales, cansancio, desórdenes menstruales, calambres en las piernas. Son provocados por represión de recuerdos dolorosos y/o emociones inaceptables.

· **Estómago:** Bostezos, cansancio, sequedad en los labios, acidez, eructos, úlceras. Son provocados por insatisfacciones e incapacidad de aceptar, comiendo de más por compensación.

· **Bazo y páncreas:** Problemas de rodillas, anemia, alergias, diabetes. Son provocadas por preocupaciones constantes, pensamientos obsesivos, persecución, extremados usos de la mente.

· **Vejiga:** Cistitis, glúteos "fofos" o hipertensos, espalda muy rígida, zona lumbar débil. Son provocados por exceso de tensión nerviosa y reacciones exageradas.

· **Riñón:** Caída del cabello, osteoporosis, zumbido en los oídos, reflejos lentos, problemas de próstata. Son provocados por miedos, fobias, debilidad y por tomar riesgos.

· **Circulacion/sexo:** Insomnio, inhibición o irregularidades en el instinto sexual, desconexión de las emociones, presión anormal, calor en la cabeza y frío en las extremidades. Son provocados por agotamiento, exceso de concentración y/o sobrecarga de trabajo, agitación emocional.

· **Triple calentador** (Regula las temperaturas corporales): Hipersensibilidad al dolor, picazón, cosquilleo, alergias, tensión corporal, inflamación de los nódulos linfáticos. Son provocados por la dificultad para relacionarse con los demás, actitud defensiva y temor a los otros.

· **Hígado:** Hepatitis, debilidad articular, vómitos, fatiga acumulada, falta de flexibilidad muscular, hinchazón, dolor de cabeza frontal, dolor en la zona media de la espalda. Son provocados por ira, quejas, impaciencia, escaso humor, aburrimiento y necesidad de cambios.

· **Vesícula biliar:** Fatiga, articulaciones rígidas, nódulos linfáticos del cuello inflamados, escalofríos, migrañas, en sienes, vista cansada, cálculos. Son provocados por indecisión, frustración, fatiga mental, prisa continua y exceso de excitación.

Sellos:

Dragón

· Planeta gobernante: Neptuno
· Regido por: chakra laringe
· Ubicación: dedo índice de la mano derecha
· Meridiano: intestino grueso

Su esencia es el origen, la creación, el nacimiento, la puesta en marcha, la nutrición, la fuente de vida. Nos pide que revisemos la confianza en nosotros mismos.

Se ubica en el dedo índice de la mano derecha y por él transita el meridiano del intestino grueso.

Neptuno le aporta la capacidad de conectarse con el misticismo y la meditación.

La pregunta sería: ¿Tengo suficiente confianza en mí? ¿Caigo en la soberbia cuando creo que sólo yo tengo la verdad? ¿Creo que sólo los demás tienen razón y son capaces? Revisa estas cuestiones, y sabe que somos únicos e irrepetibles, y que cada uno de los integrantes de este gran Universo somos un eslabón en la gran cadena: todos somos necesarios. Confía en tu verdad.

Viento

· Planeta gobernante: Urano
· Regido por: chakra del corazón
· Ubicación: dedo mayor de la mano derecha
· Meridiano: de circulación y energía sexual

Su esencia es la comunicación, el aliento divino, el verbo creativo, el espíritu. Se ubica en el dedo mayor de la mano derecha, lo transita el meridiano de circulación y energía sexual.

Urano le aporta la capacidad de los cambios.

También debes estar atento a tus palabras, a lo que dices y lo que no dices. La palabra tiene poder de creación. ¿Cómo estás utilizando este poder?

NOCHE

· Planeta gobernante: Saturno
· Regido por: chakra del plexo solar
· Ubicación: en el dedo anular

de la mano derecha
· Meridiano: del triple calentador

Su esencia es introspección, el viaje al subconsciente, el encuentro con la abundancia interior para luego manifestarla, conectado con el plano de los sueños y la intuición.

Saturno le aporta la enseñanza del autoconocimiento y la responsabilidad.

La pregunta sería: ¿Dónde tengo mi sustentación, mi apoyo, en el afuera o en mi propio interior?

SEMILLA

· Planeta gobernante: Júpiter
· Regido por: chakra raíz
· Ubicación: en el meñique de

la mano derecha
· Meridiano del intestino delgado y del corazón

Su esencia es el poder del florecimiento espiritual, la maduración, la siembra y la cosecha. La verdad espiritual universal. Es la creadora de su propia realidad.

Eres el holograma del Ser Humano. ¿Qué realidad estoy creando con mis pensamientos, palabras y actitudes? ¿Soy coherente en crear lo que realmente quiero vivir?

SERPIENTE

· Planeta gobernante: Maldek (cadena de asteroides)
· Regido por: chakra corona
· Ubicación: dedo grande,

pie derecho
· Meridianos: hígado, bazo y páncreas

La esencia es la fuerza vital que le permite sobrevivir, la esencia en sí misma, la felicidad de ser. Se ubica en el dedo gordo del pie derecho y lo atraviesan los meridianos del hígado, el bazo y el páncreas.

Maldek le aporta la energía de la sincronización.

¿Me amo lo suficiente como para cuidarme y tenerme en cuenta?

ENLAZADOR DE MUNDOS

· PLANETA GOBERNANTE: MARTE
· REGIDO POR: CHAKRA LARINGE
· UBICACIÓN: SEGUNDO DEDO DEL PIE DERECHO
· MERIDIANO: DEL ESTÓMAGO

Su esencia es la muerte como transformación, es el hacedor de puentes entre mundos, el que enlaza. Se ubica en el segundo dedo del pie derecho, lo atraviesa el meridiano del estómago. Marte le aporta energía de liderazgo, audacia y valentía. ¿Soy lo suficientemente humilde como para soltar el control de las cosas?

MANO

· PLANETA GOBERNANTE: LA TIERRA
· REGIDO POR: CHAKRA DEL CORAZÓN
· UBICACIÓN: EN EL DEDO MEDIO DEL PIE DERECHO
· MERIDIANO DEL RIÑÓN

La esencia es la realización, a la que llega a través del conocimiento, representa la sanación, amistad y la generosidad. Se ubica en el dedo medio del pie derecho, la atraviesa el meridiano del riñón.

La tierra le aporta la trascendencia de la dualidad.

Las cosas que realizo, ¿provienen de mi corazón o de mi personalidad?

ESTRELLA

· PLANETA GOBERNANTE: VENUS
REGIDO POR: CHAKRA PLEXO
SOLAR
· UBICACIÓN: CUARTO DEDO DEL
PIE DERECHO
· MERIDIANO DE LA VESÍCULA
BILIAR

La esencia es el arte, la armonía, la belleza y la elegancia. Se ubica en el cuarto dedo del pie derecho, y lo transita el meridiano de la vesícula biliar.

Venus le aporta amor, arte, belleza, diplomacia, servicio, pureza y claridad.

Recuerda que lo esencial es invisible a los ojos, pero es la única verdad. Si despejas lo aparente, podrás ver sólo luz en todo lo que te rodea, y entonces todo será arte planetario. ¿Me quedo enganchado en la apariencia de las personas y situaciones o voy a lo esencial?

LUNA

· PLANETA GOBERNANTE:
MERCURIO
. REGIDO POR: CHAKRA RAÍZ
· UBICACIÓN: DEDO PEQUEÑO DEL
PIE DERECHO
· MERIDIANO: DE LA VEJIGA

La esencia es el fluir, la sensibilidad, el don maternal, la feminidad, el arte, el carácter cambiante. Se ubica en el dedo pequeño del pie derecho, lo atraviesa el meridiano de la vejiga.

Mercurio le aporta discernimiento, buena comunicación e inteligencia.

Evita caer en estados emocionales que no te permiten avanzar en tu camino de crecimiento personal. ¿Cuánto de emocional hay en mis actitudes y deseos?

PERRO

· PLANETA GOBERNANTE: MERCURIO
· REGIDO POR: CHAKRA CORONA
· SE UBICA EN: DEDO PULGAR DE LA MANO IZQUIERDA
· MERIDIANO DEL PULMÓN

La esencia es el amor incondicional, la lealtad, la fidelidad, el servicio y el poder del corazón. Se ubica en el dedo pulgar de la mano izquierda y lo circula el meridiano del pulmón.
Mercurio le aporta discernimiento, buena comunicación e inteligencia.

¿Amo verdaderamente como para dejar libre al otro o espero siempre de los demás?

MONO

· PLANETA GOBERNANTE: VENUS
· REGIDO POR: CHAKRA LARÍNGEO
· UBICACIÓN: DEDO ÍNDICE DE LA MANO IZQUIERDA
· MERIDIANO DEL INTESTINO GRUESO

La esencia es el juego, la transformación que se produce a través del humor y la alegría.

Recuerda que la vida es un gran juego, desde la alegría y el humor se llega a una gran puerta hacia la trascendencia. Se ubica en el dedo índice de la mano izquierda y lo transita el meridiano del intestino grueso.

Venus le aporta amor, arte, belleza, diplomacia, servicio, pureza y claridad.

Si te cuesta mucho conectarte con la alegría o el sentido del humor, revisa tu infancia y ve si ese niño está libre de sufrimiento o remordimientos que le permitan relajarse y disfrutar. Puedes hacer algún ejercicio que te permita reencontrarte con ese niño herido y sanarlo. ¿Me cuesta romper estructuras? ¿Me cuesta jugar?

Humano

· Planeta gobernante: Tierra
· Regido por: chakra cardiaco
· Se ubica en: dedo mayor de la
mano izquierda
· Meridiano de circulación
y energía sexual

La esencia es la libre voluntad, la sabiduría, es receptor de la energía divina y posee capacidad para la comunicación con el conocimiento ancestral de los aborígenes de la tierra. Se ubica en el dedo mayor de la mano izquierda y es transitado por la circulación y la energía sexual.

La Tierra le aporta facilidad para trascender la dualidad.

"Que tu sabiduría respete el libre albedrío de los seres y esté integrada a tu alma". Hoy pregúntate: ¿Qué estás haciendo para que tu realidad mejore? ¿Qué estás haciendo para que la humanidad mejore?

Caminante del cielo

· Planeta gobernante: Marte
· Regido por: chakra solar
· Ubicación: dedo anular de la
mano izquierda
· Meridiano del Triple
Calentador

La esencia es la exploración, tanto de los espacios externos como de los internos, la investigación, es vigilante de la verdad, es el que une el cielo y la tierra. "Participa de la creación de la nueva Tierra, liderando desde el Espíritu". Se ubica en el dedo anular de la mano izquierda y lo transita el meridiano del triple calentador. Marte le aporta valentía, liderazgo y audacia.

Hoy reconoce los límites que sin darte cuenta te impones, aquellos que no te permiten tener una concepción de la realidad más amplia, los que sientes te condicionan en tu vida diaria. Encuentra la respuesta en ti, el por qué te limitas. Responsablemente, expándete. Ten confianza en el fluir de la vida, y reconócete en cada ser vivo que está acompañando este tránsito.

MAGO

· Planeta gobernante: Maldek (Cadena de Asteroides)
· Regido por: chakra raíz
· Ubicación: dedo meñique, mano izquierda
· Meridiano: del Corazón y del intestino delgado.

Su esencia es la de vivir el presente eterno, ya que goza del don de la atemporalidad. Conoce las dimensiones paralelas y la condición mágica del tiempo. "Recuerda la magia del vivir el hoy".

Maldek la aporta el poder de la sincronía. Se ubica en el dedo meñique de la mano izquierda y lo transita el meridiano del corazón y el intestino delgado.

Pregúntate: ¿Estoy poniendo todo mi ser en el presente, en este instante? ¿Estoy demasiado pendiente del qué dirán?

ÁGUILA

· Planeta gobernante: Júpiter
· Regido por: chakra corona
· Se ubica en: dedo grande pie izquierdo
· Meridiano: del hígado y bazo y páncreas

Su esencia es la creación de una visión más amplia y aguda. El vuelo, la objetividad, la intuición.

Júpiter le aporta expansión, alegría, jubileo. Se ubica en el dedo grande del pie izquierdo por donde circula el meridiano del hígado, bazo, páncreas.

Pregúntate: ¿Me pongo en el lugar de los demás? ¿Soy lo suficientemente amplio como para ver desde los ojos del otro?

GUERRERO

· Planeta gobernante: Saturno
· Regido por: chakra Laríngeo
· Ubicación: dedo segundo del pie izquierdo
· Meridiano del estómago

Su esencia es la inteligencia unida al sentir, es un gran cuestionador, valiente e intrépido. Es un guerrero del arco iris.

Saturno le aporta la enseñanza del autoconocimiento y la responsabilidad. Se ubica en el segundo dedo del pie izquierdo, lo transita el meridiano del estómago.

El estar alineado te permite fluir con la vida con mayor sencillez. ¿Me pierdo en las preguntas, en los cuestionamientos? ¿Soy demasiado intelectual o demasiado emocional?

Tierra

· Planeta gobernante: Urano
· Regido por: chakra del corazón

· Ubicación: dedo medio del pie izquierdo
· Meridiano del riñon

Su esencia es la evolución de la navegación, la sincronía, la armonización y la materialización.

Urano le aporta la energía revolucionaria del cambio creativo. Se ubica en el dedo medio del pie izquierdo y lo circula el meridiano del riñón.

Observa hoy cómo te sientes cuando estás en contacto con los demás, si te sientes integrado o separado. La idea de separación es lo que no nos permite avanzar enquistándonos cada vez más. El ego siempre tiende a separar, no importa el discurso que traiga. Si te invita a separarte, debes saber que es tu ego y no tu Ser quien está hablando.

Espejo

· Planeta gobernante: Neptuno
· Regido por: chakra plexo solar
· Ubicación: dedo cuarto del

pie izquierdo
· Meridiano: vesícula biliar

Su esencia es el orden interno y externo que lo lleva al laberinto de los espejos, para cortar con lo que no sirve. "Refleja tu luz y aprende con el espejo que te presentan otras personas y situaciones".

Neptuno le brinda misticismo, meditación y capacidad de discernir. Está ubicado en el cuarto dedo del pie izquierdo.

Te trae la posibilidad de ver todas tus partes reflejadas en el afuera, tomando conciencia de lo que debes mejorar para seguir avanzando. Tu ego puede querer que veas tus propias sombras proyectadas en actitudes de los demás, perdiéndote así en la crítica y el juzgar permanente, lo que hace que pierdas objetividad en este trabajo. La tarea es el orden interno, el colocar cada situación en su lugar para que tu verdadero Ser sea quien tome el mando de tu vida.

TORMENTA

· PLANETA GOBERNANTE: PLUTÓN   PIE IZQUIERDO
· REGIDO POR: CHAKRA RAÍZ   · MERIDIANO DE LA VEJIGA
· UBICACIÓN: DEDO MEÑIQUE

Su esencia es catalizar para autogenerar energía, fuerza revolucionaria, rapidez, decisión, transformaciones aceleradas.

Plutón le otorga la energía de la muerte y la resurrección. Se ubica en el dedo meñique del pie izquierdo y lo recorre el meridiano de la vejiga.

Tú tienes la responsabilidad de elegir si quieres continuar con las cosas que sabes que te están dañando, o simplemente retrasando en tu caminar hacia lo mejor de ti.

SOL

· PLANETA GOBERNANTE: PLUTÓN   MANO DERECHA
· REGIDO POR: CHAKRA CORONA   · MERIDIANO DEL PULMÓN
· UBICACIÓN: DEDO PULGAR,

Su esencia es la vida, el fuego universal, la alegría, la capacidad de vislumbrar cuál es nuestro conocimiento, aquello que traemos como herramienta para realizarnos.

Plutón le otorga la energía de la muerte y la resurrección. Se ubica en el dedo pulgar de la mano derecha por donde circula el meridiano del pulmón.

Es la esencia la que se proyecta a través de ti. ¿Cuánto de esta luz eres capaz de reflejar?

LOS TRECE TONOS DE LA CREACIÓN:

Para los Mayas el número trece tenía un significado mágico y elevado. Representaba la unión de la materia con el espíritu.

Los trece tonos del Calendario Maya determinan las acciones que se deben seguir cada día.

Simbólicamente dentro de nuestro cuerpo cada uno de estos tonos está relacionado con una articulación, elemento de nuestro cuerpo que nos permite adquirir distintas posiciones, nos otorgan la capacidad de poder mover con flexibilidad, avanzar, saltar, retroceder, etc.

Por eso, en este capítulo, trataré, a través de la descripción de los tonos, de hacerles llegar algunas pautas que podemos tener en cuenta, cuando nuestras articulaciones se ven afectadas por alguna cuestión.

TONO 1

· NOMBRE MAYA: HUM
· SIGNIFICADO: MAGNÉTICO
· ACCIÓN: ATRAER
· ARTICULACIÓN: TOBILLO DERECHO
· SE REPRESENTA GRÁFICAMENTE CON UN PUNTO (.)

En el cuerpo se asocia con el tobillo derecho, que está relacionado con la energía masculina.

La función del tobillo es la de darle movilidad a nuestros pies.

Pies: representan la comprensión de nosotros mismos, de la vida y de los demás. Tobillos: representan la capacidad de recibir los placeres de la vida.

Problemas en el tobillo: inflexibilidad y culpa.

Torcedura: ira y resistencia. No querer avanzar en cierta dirección.

Reflexión: de tener inconvenientes con el tobillo derecho, lo que nuestro cuerpo nos está queriendo indicar es que en alguna circunstancia, estamos siendo poco flexibles y nos estamos resistiendo a hacer los cambios necesarios para poder avanzar. También lo que nos puede estar indicando es que es momento de poner en claro cuáles son nuestras metas, y cómo nos dirigimos hacia ellas. Simplemente nos pide que prestemos atención. Preguntándonos de vez en cuando: ¿Cuál es mi propósito?

Tono 2

· Nombre maya: Ka	· Articulación: rodilla derecha
· Significado: lunar	· Se representa gráficamente
· Acción: estabilizar	con dos puntos (..)

En el cuerpo está asociado a la rodilla derecha y está relacionada con la energía masculina.

Rodillas: representan el orgullo y el Yo.

Problemas con las rodillas: orgullo, obstinación. Incapacidad de inclinarse. Temor. Inflexibilidad. Terquedad.

Reflexión: de tener inconvenientes en la rodilla derecha, lo que nuestro cuerpo nos está queriendo avisar es que tal vez estamos teniendo una postura poco flexible, que estamos viendo sólo un lado de determinada situación. Tal vez nuestro orgullo nos está llevando a tener reacciones o acciones que rallan en la terquedad, lo cual no nos permite avanzar, ni lograr un equilibrio. Pregúntate: ¿Qué es lo que atraigo, qué es lo que rechazo? ¿Cuáles son mis obstáculos?

TONO 3

· NOMBRE MAYA: OX
· SIGNIFICADO: ELÉCTRICO
· ACCIÓN: UNIR

· ARTICULACIÓN: CADERA DERECHA
· REPRESENTACIÓN GRÁFICA CON
TRES PUNTOS (...)

Caderas: transportan el cuerpo en perfecto equilibrio. Principal empuje para avanzar.

Problemas: miedo de tomar decisiones importantes, sensación de que no hay hacia adónde avanzar. Pérdida del control. Obstinación en una postura antigua.

Reflexión: de tener problemas en las caderas, el cuerpo nos está queriendo decir que sería bueno que observáramos en qué circunstancias estamos obstinados consciente o inconscientemente en no querer hacer cambios, ya sea por temor o por capricho, qué circunstancias nos distraen de nosotros mismos y no nos permiten fluir libremente en nuestro camino creativamente.

Sería interesante que reconozcamos en nosotros mismos si está siendo fluido el dar y el recibir. Preguntándonos: ¿Qué puedo hacer para mejorar mi servicio? Y esto tiene que quedar claro, es tanto para mí como para los otros, no se puede brindar un servicio a los demás sin estar en armonía con uno mismo.

TONO 4

· NOMBRE MAYA: KAN
· SIGNIFICADO: AUTOEXISTENTE
· ACCIÓN: MEDIR

· ARTICULACIÓN: MUÑECA DERECHA
·REPRESENTACIÓN GRÁFICA CON
CUATRO PUNTOS (....)

En el cuerpo está asociada a la muñeca derecha y relacionada con la energía masculina.

Muñeca: representa el movimiento y la soltura.

Reflexión: de tener inconvenientes con la muñeca derecha sería bueno observar qué pasa con nuestros límites, si están creados por viejas pautas de conductas, que vienen de un pasado que hoy no es real. Si son nuestras las pautas o no. Si estamos siendo demasiado estructurados, apegados a situaciones que no queremos soltar y por lo tanto no nos permiten movernos. Observa tu forma de accionar. Estemos atentos para distinguir si es una acción o es una reacción de situaciones no resueltas.

Revisa si eres algo rígido en cuanto a la forma en que te conectas con el fluir de la vida, o ante propuestas externas que no tienen que ver con tu forma.

Tono 5

· Nombre maya: Ho   · Articulación: codo derecho
· Significado: entonado   · Representación gráfica: una
· Acción: mandar   raya (_)

El cuerpo está asociado al codo derecho y relacionado con la energía masculina.

Codo: representan los cambios de dirección, la aceptación de experiencias nuevas.

Reflexión: de tener molestias en el codo derecho, debemos estar atentos a ver en dónde basamos nuestra autoridad. Creemos que autoridad tiene aquel que está constantemente tratando de imponer su voluntad a los otros.

La autoridad desde donde uno se puede expandir está basada en que somos el centro de nuestro propio Universo. Tratemos de recordar que dentro de la forma humana yace una gran sabiduría, aceptando en forma sincera nuestra parte humana; hallaremos nuestra base dentro de nuestro ser individual. Esta molestia nos está como susurrando al oído que descubramos nuestro centro sagrado y que desde ahí comandemos nuestra propia vida. Pudiendo de una forma flexible ir aceptando distintas posibilidades que nos ayudan a crecer.

Pregúntate: ¿cómo puedo mejorar mi autoridad?

Recuerda: somos autoridad sin necesidad de imponerte a los demás.

TONO 6

· NOMBRE MAYA: UAK
· SIGNIFICA: RÍTMICO
· ACCIÓN: EQUILIBRAR

· ARTICULACIÓN: HOMBRE DERECHO
· REPRESENTACIÓN GRÁFICA: UN PUNTO UNA RAYA (._)

En el cuerpo está asociado al hombro derecho y se conecta con la energía masculina.

Hombros: representan la capacidad de llevar con alegría nuestras experiencias. Con nuestra actitud hacemos que nuestra vida sea una carga.

Espalda encorvada: transporta las experiencias de la vida como una carga, desvalorizando y de manera desesperanzada.

Reflexión: las molestias en el hombro derecho nos están queriendo decir que tal vez debemos estar atentos a no encerrarnos en nuestra forma física y personal como si fuera lo único que existe. Que tratemos de salir de nuestra estructura, y abrirnos a la interacción con otras formas de manifestación del Universo mismo, atrayéndolas a nuestra vida, logrando un verdadero intercambio. Soltar el querer tener todo bajo control. Incorporando lo que es diferente para nuestras formas de pensamiento como algo enriquecedor en vez de descalificarlo sin más. Seamos humildes.

TONO 7

· NOMBRE MAYA: UUK
· SIGNIFICA: RESONANTE
· ACCIÓN: INSPIRAR

· ARTICULACIÓN: CUELLO
· REPRESENTACIÓN GRÁFICA: DOS PUNTOS UNA RAYA (.._)

En el cuerpo está conectado con la articulación del cuello y relacionado con la unión de la energía femenina y masculina.

Cuello: representa la flexibilidad, la capacidad de ver lo que hay detrás.

Problemas: negativa a ver otros aspectos de un asunto. Terquedad.

Tortícolis: tozudez.

Reflexión: los problemas en el cuello, tanto como un golpe de aire, que nos quita campo de visión periférico, nos están marcando que hay alguna situación que no estamos queriendo ver con claridad. Alguna situación en la que nos empecinamos sin tener en cuenta otras opciones. También puede suceder que tengamos una desconexión interna entre el corazón y la mente, los sentimientos y el intelecto, lo que nos genera desarmonía con uno y con el entorno.

Este tono está vinculado con el dar y el recibir. Pregúntate: ¿Cómo puedo armonizar mi servicio para con los demás?

Examina tus habilidades.

TONO 8

· NOMBRE MAYA: UAXAK

· SIGNIFICADO: GALÁCTICO

· ACCIÓN: INTEGRAR

· ARTICULACIÓN: HOMBRO IZQUIERDO

· REPRESENTACIÓN GRÁFICA: UNA RAYA TRES PUNTOS (_...)

En el cuerpo está asociado al hombro izquierdo y se conecta con la energía femenina.

Hombros: representan la capacidad de llevar con alegría nuestras experiencias. Con nuestra actitud hacemos que nuestra vida sea una carga.

Espalda encorvada: transporta las experiencias de la vida como una carga, desvalorizando y de manera desesperanzada.

Reflexión: cuando la molestia la tenemos en el hombro izquierdo deberíamos prestar atención en no encontrarnos desalineados, reconocer cuáles son esas partes que faltan pulir; reconocer nuestras partes oscuras. Para poder aceptarlas e integrarlas. Trabajando con mucho amor en nosotros mismos, sobre lo que se necesite realinear.

El estar alineado te permite vivir intensamente cada momento con todas tus energías puestas en un mismo orden, viviendo el eterno presente. Recuerda que estás modelando para la acción. ¿Vivo lo que creo?

Examina tus oportunidades.

TONO 9

· NOMBRE MAYA: BOLON
· SIGNIFICA: SOLAR
· ACCIÓN: REALIZAR
· ARTICULACIÓN: CODO IZQUIERDO
· REPRESENTACIÓN GRÁFICA: UNA RAYA Y 4 PUNTOS (_....)

En el cuerpo está asociado al codo izquierdo y circula la energía femenina.

Codo: representan los cambios de dirección, la aceptación de experiencias nuevas.

Reflexión: de molestarnos el codo izquierdo, puede ser una señal de que en algún área de nosotros estamos intentando ser en lugar de ser realmente. También puede suceder que no estemos dejando partir patrones viejos de conductas, lo que no nos permite crecer. O estemos empecinados en que otros hagan lo que a nosotros nos parece apropiado sin respetar sus decisiones.

Examina si la acción corresponde a tu propósito.

TONO 10

· NOMBRE MAYA: LAHUN
· SIGNIFICADO: PLANETARIO
· ACCIÓN: PRODUCIR
· REPRESENTACIÓN GRÁFICA: DOS RAYAS (_ _)

En el cuerpo se manifiesta en la muñeca izquierda y circula la energía femenina.

Muñeca: representa el movimiento y la soltura.

Reflexión: de tener problemas en la muñeca izquierda sería bueno ver en qué situaciones estamos siendo obsesivos, porqué no podemos disfrutar los logros. También debemos rever si las exigencias son nuestras o provienen de viejos patrones o de figuras que forman nuestro entorno.

Pregúntate: ¿Cómo puedo perfeccionar lo que hago? Descubramos nuestras bases sin tensiones.

Examina lo que tu corazón desea manifestar.

TONO 11

· NOMBRE MAYA: BULUK
· SIGNIFICA: ESPECTRAL
· ACCIÓN: DIVULGAR

· REPRESENTACIÓN GRÁFICA: UN PUNTO Y DOS RAYAS (._ _)

En el cuerpo se asocia a la cadera izquierda acompañada de la energía femenina.

Caderas: transportan el cuerpo en perfecto equilibrio. Principal empuje para avanzar.

Problemas: miedo de tomar decisiones importantes, sensación de que no hay hacia adónde avanzar. Pérdida del control. Obstinación en una postura antigua.

Reflexión: de tener inconvenientes en la cadera del lado izquierdo, sería bueno que examinemos lo que es disonante en nuestras vidas. Dejándolo ir. Aceptar este proceso de desintegración sin resistirlo o hacer juicios. Los rígidos muros de nuestras resistencias están siendo volteados. Al atravesar nuestras resistencias y límites se va preparando para un lugar de mayor sabiduría. Te estamos convirtiendo en un sistema abierto.

Pregúntate: ¿Cómo puedo liberarme y dejarme ir? Examina tus resistencias.

TONO 12

· NOMBRE MAYA: LAHAK
· SIGNIFICA: CRISTAL
· ACCIÓN: COOPERAR

· REPRESENTACIÓN GRÁFICA: DOS PUNTOS Y DOS RAYAS (.. _ _)

En el cuerpo se asocia a la rodilla izquierda y circula la energía femenina.

Las rodillas representan el orgullo y el Yo.

Problemas con las rodillas: orgullo, obstinación. Incapacidad de inclinarse. Temor. Inflexibilidad. Terquedad.

Reflexión: de tener problemas en la rodilla izquierda, es bueno que tengamos en cuenta si estamos tratando más que de cooperar de controlar y recordar que mi "libertad termina donde empieza la libertad del otro". A qué final de ciclo tal vez nos estamos resistiendo.

Examina tus vivencias.

TONO 13

· NOMBRE MAYA: OXLAHUN
· SIGNIFICADO: CÓSMICO
· ACCIÓN: TRASCENDER

· REPRESENTACIÓN GRÁFICA: TRES PUNTOS Y DOS RAYAS (..._ _)

En el cuerpo representa el tobillo izquierdo influenciado por la energía femenina.

Pies: representan la comprensión de nosotros mismos, de la vida y de los demás.

Tobillos: representan la capacidad de recibir los placeres de la vida.

Problemas en el tobillo: inflexibilidad y culpa.

Torcedura: ira y resistencia. No querer avanzar en cierta dirección.

Reflexión: de tener problemas en el tobillo izquierdo es un indicio de que nos estamos resistiendo al cambio, a terminar una etapa, o que no estamos siendo flexibles o abiertos a nuevas perspectivas.

Examina tus limitaciones.

ACERCA DE LA AUTORA

Elizabeth Fernández nació en 1961, en Argentina. Inició su carrera como astróloga en el año 1987, desde entonces fue incorporando distintas herramientas que le han permitido llegar a este libro con el que hoy nos acompaña. Es astróloga, numeróloga, terapeuta florar, tarotista, facilitadora de Registros Akáshicos y de Arahbil, armonización con cristales, transmisora del Calendario Maya.

Otros libros de la autora.
· "Dime cómo te llamas y te diré tu destino"
· "Dime qué día naciste y te diré tu destino"
· "El oráculo del nombre"
· "Encuentro cercano con los ángeles"
· "Aura, el arco iris humano"

avaloneaf@hotmail.com
elizavethfernandez@yahoo.com.ar